ゼロから始めて一冊でわかる！

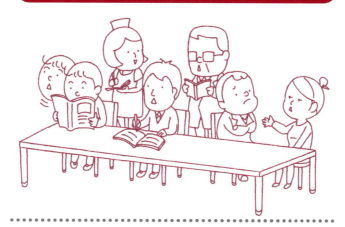

みんなのEBMと臨床研究

神田善伸【著】
Yoshinobu Kanda

南江堂

● 序文

　本書は科学的な診療の実践を目的とした前半部分と，そこで得た知識を臨床研究に発展させていく後半部分で構成されています．想定した読者層は医師だけでなく，看護師，薬剤師，CRC（臨床研究コーディネーター）など，診療や臨床研究に関わるすべてのスタッフの人たちに理解しやすいように記載したつもりです．

　とはいえ，私は臨床研究を専門としているわけではなく，本来の姿は血液内科の臨床医です．内科の初期研修を終えて入局した東京大学第三内科は分子生物学の研究が盛んな教室で，私も大学院生として白血病の分子病態の研究に着手したのですが，大学院の途中（大学卒業後4年目）で骨髄移植を学ぶために都立駒込病院の血液内科で半年間研修させていただきました．その半年の間に「科学的な診療」と「臨床研究」に触れることができました．まだ，国内ではEBMという言葉もほとんど知られていなかった時代で，臨床研究の論文を詳細に読み解きながら診療に活かしていく体験は新鮮でした．そして，このときに教わったのが，日常診療における一つ一つの決断について「なぜそうするのか？」と聞かれたら，科学的な根拠を持って回答できなければならないということです．その回答は必ずしも「この研究において，こちらがより優れていたので選択した」というような明確なものとは限らず，「過去のデータをみてもどちらが明らかに優れているということはなさそうなので，自分が慣れている方法を選んだ」というような回答でもかまいません．とにかく，しっかりと合理的な理由を説明できるような決断をしなければならないということです．そして，都立駒込病院では臨床研究にも携わらせていただきました．その成果が国際専門誌に掲載されたときの喜びはその後の臨床研究を進めていく原動力となり，ずっと地道な臨床研究活動を続けてきました．本書を発刊するにあたり，2016年7月までに国際専門誌に私が発表した327編（共著を含む）の英文論文の内訳を調べてみました．すると，症例報告69編，基礎研究28編，その他（総説など）7編を除く223編が臨床研究の論文でした．このなかでも後方視的研究が180編と大半を占めており，前方視的研究は無作為割付比較試験4編を含む33編でした．残りの10編がメタアナリシスや臨床決断分析などのデータの二次利用の研究です．それぞれの論文のタイトルを見ただけでも，当時の苦労や研究を通じて学んだこと，そして研究の成果が現在の診療にどのように反映されているかが瞬時に頭に浮かびます．

ですので，今，自治医科大学の血液科グループでは若手医師にも早い段階（後期研修の1〜2年目）から臨床研究（まずは後方視的研究）を体験してもらうようにしています．彼ら，彼女らが自分の研究を英文論文として発表し，それが明日の世界の診療のために役立っていくという喜びを味わっています．そして，それは次の研究の励みとなっていくことでしょう．とはいってもEBMも臨床研究も，入り口は診療現場のクリニカルクエスチョンです．まずはクリニカルクエスチョンから診療現場での決断までの過程を，本書の前半部分で学んでいただきたいと思います．

さて，近年，日本国内でさまざまな臨床研究不正の問題が発覚し，臨床研究の信頼性を高めるための努力が求められています．2015年4月には新しい倫理指針が施行され，侵襲を伴う介入試験にはモニタリングを必須化するなどの信頼性向上のための試みが始まりました．この変化は，研究者にとっては臨床研究を実施するうえでの障壁となっていますが，信頼性を確保するためには避けられない壁です．その壁は，現状では臨床研究を実施する「力」が不足している（臨床研究の知識・経験の面で，あるいは投入できる研究費の面で，など）研究者をはじき出す役割を果たそうとしています．確かに信頼性を確保するためには即効性の高い方法でしょう．しかし，このままでは研究者の研究意欲は低下し，日本の臨床研究は縮小の一途をたどっていきそうです．一部では臨床研究の信頼性確保の業務をビジネスチャンスととらえるような風潮さえあり，臨床研究実施のための費用が高騰しています．

そのような状況のなかで，本書の目的はその壁を乗り越えるための「力」を高めることです．研究者の「力」だけではなく，研究者をサポートするさまざまな職種の皆様の「力」も高めて，その高まった「力」を合わせることによって，独力ではよじ登ることができない高い壁を軽々と跳び越えられるようになること，それが私の理想です．本書が多くの人々の科学的な診療と臨床研究を進めるための知識を底上げする役割を果たしてくれればうれしく思います．

2016年8月

自治医科大学附属病院血液科・附属さいたま医療センター血液科教授
臨床研究支援センター長
神田善伸

Table of Contents

● **本書の到達目標** ……………… *1*

第1部 EBMの実践 エビデンスを読んで診療に役立てよう ……………… *3*

[A] EBMってどういうもの？ ……………… *4*
1. 完全情報ゲームと不完全情報ゲーム　人生は？ 診療は？ ……………… *4*
2. 不完全情報ゲーム　曖昧さの中での決断を！ ……………… *5*
3. EBMの誕生　Scientific medicine ……………… *6*
4. EBMってどういうものなの？　ベテラン医の経験は役に立たないの？ ……………… *7*
5. EBMはガイドラインを遵守した診療のこと？ ……………… *8*
6. エビデンスってなに？　無作為割付比較試験の結果のこと？ ……………… *9*
7. EBMってどうやってやるの？　EBMの5つのステップ ……………… *10*

[B] EBMステップ1：クリニカルクエスチョンへの変換 ……………… *11*
1. クリニカルクエスチョンってなに？　PICOとPECO ……………… *11*
2. クリニカルクエスチョンにはどんな種類があるの？ ……………… *12*
   ● **自分でやってみよう！** ▶クリニカルクエスチョンを考えてみよう ……………… *13*

[C] EBMステップ2：エビデンスの収集 ……………… *15*
1. エビデンスはどうやって検索するの？ ……………… *15*
2. PubMedってなに？ ……………… *16*
3. PubMedはどうやって使えばいいの？　キーワードの入力 ……………… *18*
4. MeSH用語ってなに？ ……………… *20*
5. PubMedはどうやって使えばいいの？　文献の絞り込み ……………… *21*
   ● **自分でやってみよう！** ▶文献を探してみよう ……………… *23*

[D] EBMステップ3：批判的吟味 ……………… *29*
1. 批判的吟味ってなに？ ……………… *29*

[E] EBMステップ4：エビデンスの患者さんへの適用 ……………… *30*
1. エビデンスを患者さんに適用する際にはなにに気をつければいいの？ ……………… *30*

[F] 批判的吟味のために —医学統計の基礎知識— ……………… *32*
1. 母集団とサンプルってどういうこと？　その前に統計解析ってなに？ ……………… *32*
2. データにはどんな種類があるの？ ……………… *33*
3. 中央値ってなに？ 信頼区間ってなに？　データを要約するための数値 ……………… *34*

4	生存解析ってなに？ Kaplan-Meier 曲線ってなに？	36
5	2つの群を比較するにはどうすればいいの？ そもそも P 値ってなに？	38
6	検定にはどのような方法があるの？ 実際の検定方法と，その前提	40
	●自分でやってみよう！ ▶簡単な検定を EZR で試してみよう	42
7	有意差がついていれば重要な結果なの？ 有意差がなければ同等なの？	44
8	エフェクトサイズってなに？ 相対危険度，寄与危険度，オッズ比，ハザード比？	45
	●自分でやってみよう！ ▶EZR でエフェクトサイズを計算してみよう	47
9	多重比較の問題ってなに？	49
10	多重比較は実際にどういうときに問題になるの？	50
11	相関関係があれば因果関係があるといっていい？	52
12	診断のための検査の有用性はどのようにして評価するの？―定性検査の場合―	53
	●自分でやってみよう！ ▶EZR で定性検査の有用性を評価してみよう	55
13	診断のための検査の有用性はどのようにして評価するの？―定量検査の場合―	58
	●自分でやってみよう！ ▶EZR で定量検査の有用性を評価してみよう	61
14	2つの定性検査結果が一致しているかどうかはどうやって判定するの？	63
15	2つの連続変数の相関はどうやって評価するの？	64

[G] 批判的吟味のために ―臨床研究の基礎知識― ... 65

1	臨床研究にはどういう種類があるの？ 臨床研究？ 臨床試験？ 治験？	65
2	介入研究にはどのようなデザインの研究があるの？	66
3	試験の「相」の意味は？ 第Ⅰ相試験，第Ⅱ相試験ってどういう試験？	67
4	非劣性試験ってなに？	68
5	非劣性試験の非劣性マージン（δ）はどうやって決めるの？	69
6	観察研究にはどのようなデザインの研究があるの？	70
7	バイアスってなに？	71
8	選択バイアスってなに？	72
9	情報バイアスってなに？	73
10	交絡ってなに？ 交互作用も同じ意味？	74
11	その他のバイアスは？ 症例減少バイアス，出版バイアス	75
12	バイアスを小さくするためにはどのような方法があるの？	76
13	メタアナリシスの結果は信頼性が最も高いの？	77

Table of Contents

- **14** 批判的吟味の第一歩は研究デザインの確認
  コホート研究と無作為割付比較試験を読むときの違いは？ ……………… *80*
- **15** 観察研究の文献を批判的吟味する際の注意点は？ ……………… *81*
  - ●**自分でやってみよう！** ▶コホート研究の論文を批判的吟味してみよう ……………… *85*
- **16** 無作為割付比較試験ならバイアスの心配はないの？ ……………… *89*
  - ●**自分でやってみよう！** ▶無作為割付比較試験の論文を批判的吟味してみよう ……………… *91*
- **17** メタアナリシスの文献を批判的吟味する際の注意点は？ ……………… *94*
- **18** 診断の文献を批判的吟味する際の注意点は？ ……………… *95*

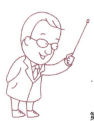

第2部 臨床研究に挑戦しよう …… *97*

[A] 臨床研究のテーマの決定 ……………… *98*
- **1** 臨床研究のテーマはどうやって決めるの？ そもそも，なんで研究するの？ ……………… *98*
- **2** FINERによる臨床研究のテーマの評価 この研究って重要？ ……………… *100*
- **3** 臨床研究のテーマの重要性は簡単に判断できるの？ ……………… *101*
- **4** エビデンスをすらすらと話す先輩が格好いい．どうしたらそうなれるの？ ……………… *102*

[B] 臨床研究をデザインしよう！ ……………… *104*
- **1** テーマは決まった．次はどうするの？ まず，臨床研究の骨組みを固めよう ……………… *104*
- **2** 対象患者の設定 狭いほうがいい？ 広いほうがいい？ ……………… *105*
- **3** 臨床試験の症例数の設定 多ければ多いほどいいの？ ……………… *107*
  - ●**自分でやってみよう！** ▶EZRで必要症例数を計算してみよう ……………… *108*
- **4** 臨床研究の主要評価項目ってなに？ 評価項目はいくつあってもいいの？ ……………… *110*
- **5** 臨床研究の主要評価項目はどのような項目がいいの？ ……………… *111*
- **6** 評価する項目はなるべく多く設定しておけばいいの？ ……………… *112*
- **7** 研究デザインはどのようにして選べばいいの？ すぐに無作為割付比較試験でOK？ ……… *113*
- **8** 前方視的臨床試験をやってみたい 必ず最初は第I相試験から？ ……………… *114*
- **9** 後方視的コホート研究をやってみたい すぐにカルテをチェックすればいいの？ ……………… *115*
- **10** 多変量解析ってなに？ どうやるの？ ……………… *116*

11	多変量解析の独立変数はどうやって選ぶの？ ………………… *117*
	●**自分でやってみよう！** ▶**EZRで多変量解析に挑戦してみよう** ………………… *119*
12	中間因子ってなに？ 解析に入れてもいいの？ ………………… *122*
13	連続変数のまま扱う？ カテゴリー化する？ 閾値は有意差のつくところでいいの？ …………… *122*
14	ダミー変数ってなに？ ………………………………………… *124*
15	マッチングってどうやるの？ ………………………………… *125*
16	傾向スコアってなに？ …………………………………… *126*
	●**自分でやってみよう！** ▶**EZRで傾向スコアでの層別化解析に挑戦してみよう** ………………… *128*
17	無作為割付比較試験のデザイン　クロスオーバー試験，要因試験ってなに？ ………………… *133*
18	無作為割り付けの方法は？　封筒法でいいの？ ………………………………… *135*
19	ブロック割り付けというのはどういう方法？ ………………… *136*
20	盲検化はどのように行うの？ ……………………… *137*
21	プロトコール通りの治療が行われなかった患者さんの扱いは？ ITT，FAS，PPS，どれがいいの？ ………………………………………………… *138*
22	モニタリングと監査ってなに？ …………………………… *140*
23	臨床研究データの回収はどうすればいいの？ ………………… *141*
24	回収した臨床研究データを解析に使用できるようにするにはどうすればいいの？ …………*142*
25	欠損値，外れ値はどうすればいいの？ ……………………… *143*
26	中間解析ってなに？ 早く結果が知りたければ途中で解析してもいいの？ ………………… *144*
27	症例が集まらない　試験の途中で選択基準，除外基準を変更してもいいの？ ………………… *145*
28	GCPってなに？ ICHってなに？ ………………… *146*
29	CRO？ SMO？ CRA？ CRC？　略語がよくわからない ………………… *147*
30	研究費はどうすれば獲得できるの？ ………………… *149*

[C] 新しい倫理指針をしっかりと理解しよう！ ………………… *150*

1	どうして倫理指針が必要なの？ ………………………………… *150*
2	「人を対象とする医学系研究に関する倫理指針」はどんな研究に適用されるの？ ………………… *151*
3	研究者に求められる責務は？ ………………………………… *152*
4	研究責任者に求められる責務は？　①研究の開始前に必要なこと ………………… *153*
5	研究責任者に求められる責務は？　②健康被害に対する補償は必要なの？ ………………… *153*
6	研究責任者に求められる責務は？　③研究の実施中，終了後に必要なこと ………………… *154*
7	研究計画書にはどんなことを書けばいいの？ ………………… *155*
8	研究計画書を作ったらどんな手続きが必要？ ………………… *157*
9	臨床試験登録ってなに？ ………………………………… *158*

10	インフォームド・コンセントは必ず書面での同意が必要なの？	159
11	後方視的研究での同意の取り扱いは？オプトアウトってどうすればいいの？	161
12	説明同意文書にはどんなことを書けばいいの？	162
13	本人以外の代理の人からインフォームド・コンセントを受けてもいいの？	164
14	インフォームド・アセントってなに？	165
15	個人情報保護についての注意事項は？	166
16	匿名化ってどうやるの？	166
17	重篤な有害事象にはどのように対応したらいいの？	167
18	利益相反ってなに？どのように管理すればいいの？	168
19	研究データはいつまで保管すればいいの？	170
20	侵襲と介入の定義は？	170

[D] 新倫理指針に沿って研究計画書を書いてみよう！ ……… 172

【研究計画書を書いてみよう！】①表紙，目次，研究概要 …… 172
【研究計画書を書いてみよう！】②研究の背景，③研究の目的と必要性 …… 173
【研究計画書を書いてみよう！】④研究対象者 …… 173
【研究計画書を書いてみよう！】⑤説明，同意取得の方法 …… 174
【研究計画書を書いてみよう！】⑥研究の方法 …… 175
【研究計画書を書いてみよう！】⑦評価項目，⑧観察および検査項目 …… 176
【研究計画書を書いてみよう！】⑨中止基準 …… 176
【研究計画書を書いてみよう！】⑩被験者に予測される利益，不利益 …… 177
【研究計画書を書いてみよう！】⑪有害事象発生時の対応 …… 177
【研究計画書を書いてみよう！】⑫研究の終了，中止，中断 …… 178
【研究計画書を書いてみよう！】⑬研究実施期間，目標症例数とその設定根拠，⑭解析対象 …… 178
【研究計画書を書いてみよう！】⑮モニタリングと監査 …… 179
【研究計画書を書いてみよう！】⑯研究対象者の人権に対する配慮，⑰費用負担，健康被害の補償 …… 179
【研究計画書を書いてみよう！】⑱倫理に対する配慮，⑲研究の資金源と利益相反 …… 180
【研究計画書を書いてみよう！】⑳試料，記録文書などの保存，㉑研究の登録，研究結果の公表 …… 181
【研究計画書を書いてみよう！】㉒研究組織，㉓研究計画書の変更，㉔研究対象者および関係者からの相談への対応，㉕参考文献，参考資料 …… 182

[E] 論文を書いてみよう！ ……… 183

●英語が苦手？ …… 183
【論文を書いてみよう！】① Introduction …… 185
【論文を書いてみよう！】② Patients and Methods …… 186

【論文を書いてみよう！】③ Results ……………… 187
　【論文を書いてみよう！】④ Discussion ………………………… 188
　【論文を書いてみよう！】⑤図表の作成 ……………………… 189
　【論文を書いてみよう！】⑥その他の部分 …………………… 190
● 投稿した論文の流れと修正（revise）……………………… 192
● 論文執筆のためのツール　EndNote ってなに？ ………………… 194

臨床試験用語集 ……………… 197

索引 ……………… 203

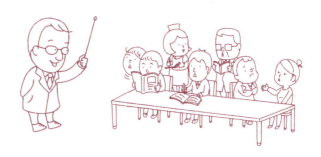

■本書の到達目標

　本書での到達目標は，まずは日常診療で生じる疑問を科学的に考察して患者さんの診療に還元するEBM（evidence-based medicine）のステップを学ぶことです．この過程で必然的に臨床研究の論文を綿密に読み解く技術や，統計学の基礎的な知識についても学ぶことになります．

　そして，EBMを実践していると，既存のエビデンスでは解決できない問題にぶつかることがあります．そのような場合は，自分自身で新たなエビデンスを生み出すための臨床研究が必要になります．クリニカルクエスチョンをリサーチクエスチョンに置き換えて，臨床研究のデザインを考え，必要な手続きを踏んで実行し，解析を行い，そして論文発表するというところまで目指していただきたいと思います．

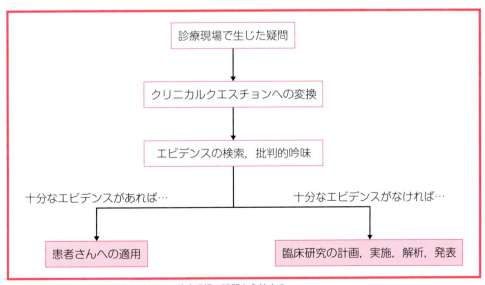

図1 EBMと臨床研究の関係．すべては診療現場の疑問から始まる

第1部

EBMの実践
エビデンスを読んで診療に役立てよう

EBMのフローチャート

STEP 1 診療現場で生じた疑問を患者の問題として定式化する（クリニカルクエスチョンへの変換）

STEP 2 問題についてのエビデンスを収集する

STEP 3 エビデンスの信頼性，重要性について吟味する（批判的吟味）

STEP 4 エビデンスが目の前の患者さんに適応できるかを検討する

STEP 5 1～4のステップを自己評価する

A EBMってどういうもの？

1 完全情報ゲームと不完全情報ゲーム
人生は？ 診療は？

ゲームは完全情報ゲームと不完全情報ゲームに分類されます．将棋や囲碁は完全情報ゲームの代表です．「完全情報」，すなわちプレーヤーが着手を決断する際に，その決断に必要なすべての情報を得ることができるゲームです．一方，麻雀やポーカーなどは不完全情報ゲームです．相手の手札を見ることはできませんし，ヤマの中の牌，カードもわかりません．完全情報ゲームは運や偶然の要素に左右されることはないので，純粋にプレーヤーの強さを競うには適しているのかもしれません．将棋は相手の王将を追い詰めるゲームですし，囲碁は領地の広さを争うゲームですから，由来としては戦争をシミュレーションしたものと思われます．ところが，実際の戦争において「完全情報」は期待できません．当然，敵将は情報を隠すことによって戦いを有利に運ぼうとするはずです．

さて，私たちの人生，そして，診療はいかがでしょうか？ これらも「不完全情報」が前提となっています．診療をゲームになぞらえるのは不謹慎かもしれませんが，患者さんを診察するにあたり，私たちは問診，診察，検査によって体内で生じていることをのぞきこもうとします．でも，これも不完全な情報から推測しているに過ぎません．もし，仮に将来的にすべての遺伝情報が明らかになったとしても，環境などの外因による影響を取り除くことはできませんし，体内でも偶然の積み重ねによって病状が築き上げられているはずです．

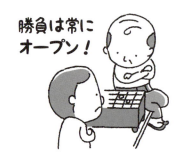
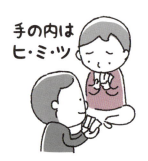

2 | 不完全情報ゲーム
曖昧さの中での決断を！

では，このような不完全な情報の中で私たちはどうすればよいのでしょうか？ 2つの方法が考えられると思います．

一つは「不完全」ななかでも少しでも「完全情報」に近づこうと努力することです．たとえば麻雀であれば他のプレーヤーがどの牌をどの位置から捨てたかを記憶することによって，手の内を推測することができるようになります（相手が牌を順番に並べていることが前提ですが）．これと同じように，診療においても身体所見の取り方一つで得られる情報の量は医師によって大きく異なります．また，より多くの情報を得るための検査方法の研究も進められています．

もう一つの方法は「不完全情報」のなかで勝率を高める努力をすることです．ここでもあえて不謹慎な表現をするならギャンブルに強くなることでしょう．「ギャンブル」という表現に抵抗があるかもしれませんが，ガイドラインに沿った診療もEBMもギャンブルの要素は避けられません．たとえば，ガイドラインやEBMにおいて最も質の高いエビデンスとされる無作為割付比較試験（randomized controlled trial：RCT）で治療Bが治療Aよりも有効性が高いという結果が示されたとしても，実際には一人一人の患者さんにとっては治療Aのほうが良い患者さんと，治療Bのほうが良い患者さんが混じっているかもしれない状況のなかで，全員を合計すると治療Bの有効率が高かったという結果が示されているにすぎないわけです．したがって，このRCTの結果に基づいて治療Bを選択するという臨床決断は，治療選択が有効となる確率の高いほうに「賭けている」わけです．

不完全情報ゲームである麻雀やポーカーも，相手をよく観察して，そして，綿密な確率計算を決断に取り入れることによって勝率は高くなります（野生のカンではいけません！）．診療においても患者さんをよく観察して，しっかりと問診して，適切な検査を行って，さまざまなエビデンスから治療の成功確率の情報を引き出して，それを患者さんの希望とあわせて検討して治療選択することによって，治療がうまくいく確率

表1 治療Bが有意に優れていたという結果でも，本当は治療Aのほうがよかった患者さんがいるかもしれない

	割り付けられた患者数	
	治療A群	治療B群
本当は治療AもBも無効になる患者さん	20 ×	20 ×
本当は治療Aだけが有効になる患者さん	10 ○	10 ×
本当は治療Bだけが有効になる患者さん	30 ×	30 ○
本当は治療AもBも有効になる患者さん	20 ○	20 ○
合計	80	80

治療Aの奏効率　30/80 = 37.5%（$P = 0.0026$）
治療Bの奏効率　50/80 = 62.5%

も高くなるのです．不完全情報の診療においては，絶対的な正解を求めようとすると，しばしば思考停止に陥ります．しかし，診療においてギャンブル的な要素は避けられないと割り切って考えて，そのなかで科学的な考察で決断していくことで，適確な治療選択ができるようになります．

3 EBMの誕生
Scientific medicine

McMasters大学のGuyatt先生が「scientific medicine」という概念を提案したのは1990年のことでした[1]．これは彼のメンターであるSackett先生の批判的吟味（critical appraisal）の技術を臨床に応用するという考えを土台にして，臨床教育に役立てようというものです．しかし，「scientific medicine」という考えを新たに提唱するということは，すなわち，これまでの診療がscientificではなかったということになってしまうので，同僚からは受け入れられませんでした．そこで，名前を「evidence-based medicine（EBM）」に変えて，レジデント教育プログラムに取り入れたのです．このEBMという言葉はやがて1991～1992年にはじめて論文上に登場することになります[2,3]．しかし，EBMの概念は決して新しいものではなく，EBMは臨床疫学（clinical epidemiology）を臨床現場の診療に近づけたものです．エビデンスとは臨床研究の実証結果であり，臨床研究の種類によっていくつかのレベルに分類されます．個々の患者さんの治療を決定する際に，その時点での最良のエビデンスを解釈したうえで，患者さんの全身状態，背景，価値観なども踏まえて慎重に適用していく作業のことです．統計解析手法の進歩やインターネットの普及によって，より適切なエビデンスを入手することが容易になったことがEBMの

▶「EBMステップ3：批判的吟味」（29ページ）を参照．

1) Sur RL, Dahm P : History of evidence-based medicine. Indian J Urol **27** : 487-489, 2011
2) Guyatt GH : Evidence-based medicine. ACP J Club **114** : A-16, 1991
3) uyatt G, Cairns J, Churchill D et al : Evidence-Based Medicine Working Group. Evidence-based medicine. A new approach to teaching the practice of medicine. JAMA **268** : 2420-2425, 1992

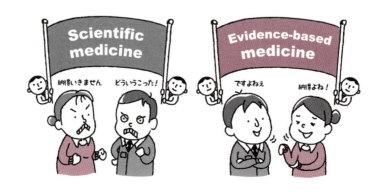

発展につながったと考えられます．ただ，個人的には「scientific medicine」という言葉のほうが好きです．「evidence-based medicine」という言葉は「evidence」が強調されすぎているのが問題です．後述するように，「evidence」は科学的な診療のために必要な要素の一つにすぎません．

4 EBMってどういうものなの？
ベテラン医の経験は役に立たないの？

Sackett先生は1996年に「Evidence based medicine: what it is and what it isn't」という論文のなかでEBMの真の姿について記述しています[1]．「Evidence based medicine is the conscientious, explicit, and judicious use of current best evidence in making decisions about the care of individual patients.」という一文にそのあり方が集約されています．すなわち，EBMとは，一人一人の患者さんの診療を行うにあたって，現時点での最良のエビデンスを良心的に，明示的に，かつ賢明に用いることです．これは個々の医師の経験に基づく臨床技能（clinical expertise）と，臨床研究によって築かれたエビデンスを統合する手法です．個々の医師の臨床技能が欠けていると，個々の患者さんにとっては適切でないエビデンスによって診療が押しつぶされてしまうことがあります．「エビデンスがあるからやる」とか，「エビデンスがないからやらない」というのではなく，「これらのエビデンスと患者さんの病態，背景，人生観を総合的に考えてこうする」というのが真のEBMなのです．これは「Evidence does not make decisions, people do」という一文にもよく表されています[2]．

一方，エビデンスなくしては，時代遅れの診療となってしまう危険があります．このエビデンスと医師の技能の関係は，論語の「学びて思わざれば則ち罔し，思いて学ばざれば則ち殆し」とよく似ているのかもしれません．

1) Sackett DL, Rosenberg WM, Gray JA et al : Evidence based medicine : what it is and what it isn't. BMJ **312** : 71-72, 1996
2) Haynes BR, Devereaux PJ, Guyatt GH : Physicians' and patients' choices in evidence based practice. Evidence does not make decisions, people do. BMJ **324** : 1350, 2002

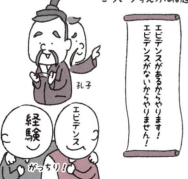

5 EBMはガイドラインを遵守した診療のこと？

Sackett先生は1996年の論文のなかで「Evidence based medicine is not "cookbook" medicine」と書いています[1]．EBMは料理帳に書かれた通りに従って進めていくような診療ではありません．そして，エビデンスは決して個々の医師の臨床技能にとって代わるものではなく，EBMの作業のところでも述べるように，エビデンスを目の前の患者さんに当てはめるには医師の臨床技能が必須です．同様に，数多くの診療ガイドラインが出版されていますが，これらについても，盲目的にガイドラインに沿って診療していればよい，あるいはガイドラインに沿った診療をしなければならないというような金科玉条ではありません．そもそも，ガイドラインはあくまでエビデンスに基づいて「一般的な」診療指針を示すものにすぎず，それが該当しない患者さんは数多く存在します（当てはまるのは60〜95％ぐらいでしょう[2]）．厚生労働省委託事業の「EBM（根拠に基づく医療）普及推進事業」によって公開されているMinds (Medical Information Network Distribution Service)ガイドラインセンターのホームページでも「診療ガイドラインは，医療者の経験を否定するものではありません．またガイドラインに示されるのは一般的な診療方法であるため，必ずしも個々の患者の状況に当てはまるとは限りません」と書かれています．どちらかというと最低ラインの診療を確保するためのツールととらえるべきかもしれません．ただし，明らかにガイドラインと異なるような診療を行う際には，その理由を患者さんに説明して同意を得ておくことが重要です．

1) Sackett DL, Rosenberg WM, Gray JA et al : Evidence based medicine : what it is and what it isn't. BMJ **312** : 71-72, 1996
2) Eddy DM : Clinical decision making : from theory to practice. Designing a practice policy. Standards, guidelines, and options. JAMA **263** : 3077, 3081, 3084, 1990

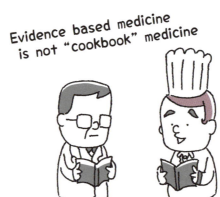
Evidence based medicine is not "cookbook" medicine

6 エビデンスってなに？
無作為割付比較試験の結果のこと？

エビデンスを日本語に訳すとしたら「科学的根拠」になります．ただし，ここでいう科学的根拠は実際に臨床現場で示された根拠（臨床研究での実証）です．その定義についてもSackett先生の文章を紹介します．彼は「Evidence based medicine is not restricted to randomised trials and meta-analyses. It involves tracking down the best external evidence with which to answer our clinical questions」と書いています[1]．確かに，無作為割付比較試験（randomized controlled trial：RCT）の結果や，複数のRCTの結果を統計学的に統合したメタアナリシスは信頼性が高く，臨床決断に与える影響も大きいのですが，エビデンスはこれらの研究結果だけを指すのではなく，あらゆる臨床研究の結果がエビデンスになり得るということです．ただ，そのエビデンスを生み出した臨床研究の種類によってレベル（信頼性のレベル）が分けられています．レベルの分類方法はいくつかのものが提唱されていますが，ここでは日本のMindsガイドラインセンターの「Minds診療ガイドライン作成の手引き2007」に採用されていたものを紹介します．

1) Sackett DL, Rosenberg WM, Gray JA et al：Evidence based medicine：what it is and what it isn't. BMJ **312**：71-72, 1996

表2 エビデンスレベルの分類の一例

①システマティックレビュー/メタアナリシス
②1つ以上の無作為割付比較試験による
③非ランダム化比較試験による
④分析疫学的研究（コホート研究やケースコントロール研究による）
⑤記述研究（症例報告やケース・シリーズ）による
⑥患者データに基づかない，専門委員会や専門家個人の意見

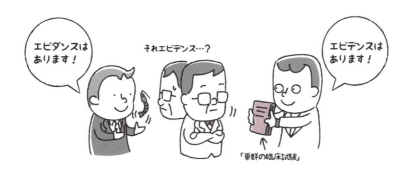

7 | EBMってどうやってやるの？
EBMの5つのステップ

EBMは5つのステップに沿って行います[1,2]．

ステップ1は，「問題点を定式化する」です．患者さんの診療にあたっていると，診断方法，治療方法など，さまざまな疑問が発生するはずです．診断のために有用な検査は何か？治療Aと治療Bのどちらが適切か？このような疑問を定式化してクリニカルクエスチョン（CQ）に置き換えるのが最初の作業となります．診療上の曖昧な疑問を，このステップ1の作業によって明確なCQにすることがEBMの入り口として重要です．

ステップ2では，「その質問に答えるためのエビデンスを収集する」作業を行います．具体的には臨床研究の結果を報告する論文（一次資料）や，それらをまとめた総説（二次資料）などを探し出すことです．

次に，「得られたエビデンスの信頼性を批判的に吟味する」のがステップ3です．一つ一つの研究が正しく行われ，正しく解析され，正しく報告されているかを見極めます．この作業をしっかりと行うためには臨床研究や統計解析についての最低限の知識が必要になります．

そして，いよいよステップ4で「得られた情報が目の前の患者に当てはめられるかどうかを検討する」ことになります．臨床研究で得られた結果は，必ずしも目の前の患者さんに当てはまるとは限りません．臨床研究のなかの患者さんの背景と，目の前の患者さんの背景を見比べたり，患者さんの希望や人生観を踏まえて考えたりすることによって，最良の診療を選択するのです．

そして最後のステップ5では，実際に行ったステップ1～4の手順を振り返って自己評価します．これを繰り返していくのがEBMです．

▶「EBMステップ1：クリニカルクエスチョンへの変換」（次ページ）を参照．

▶「EBMステップ2：エビデンスの収集」（15ページ）を参照．

▶「EBMステップ3：批判的吟味」（29ページ）を参照．

▶「EBMステップ4：エビデンスの患者への適用」（30ページ）を参照．

1) Cook DJ, Jaeschke R, Guyatt GH : Critical appraisal of therapeutic interventions in the intensive care unit : human monoclonal antibody treatment in sepsis. Journal Club of the Hamilton Regional Critical Care Group. J Intensive Care Med **7** : 275-282, 1992

2) Sackett DL : Evidence-based medicine. Semin Perinatol **21** : 3-5, 1997

表3 EBMの5つのステップ

ステップ1	患者の問題の定式化（クリニカルクエスチョンへの変換）
ステップ2	問題についてのエビデンスの収集
ステップ3	エビデンスの批判的吟味
ステップ4	エビデンスの患者への適応
ステップ5	1～4のステップの自己評価

B　EBMステップ1：クリニカルクエスチョンへの変換

1　クリニカルクエスチョンってなに？
PICOとPECO

EBMのステップ1は診療現場で生じた疑問を，明確な言葉（クリニカルクエスチョン：CQ）に置き換える作業です．典型的なCQは「〇〇という疾患を有する患者に，治療Aを行ったら，それを行わない対照群と比較して，5年生存率はどのように変化するか？」というような文章で，通常は疑問符で終わる一文になります．

　CQへの変換は，曖昧な疑問を決まった型の文章に当てはめていくことによって，疑問点を明快にしていく作業です．まず，対象となる患者群（P＝patients, population）を設定します．そして次に評価したい曝露要因（E＝exposure），あるいは治療介入（I＝intervention）のキーワードを定めます．この曝露要因あるいは治療介入の影響を評価するための比較対照群（C＝control, comparison）を想定し，最後に評価する結果（有効率，生存率など；O＝outcome）を決めます．冒頭の典型的なCQの例ですと，「〇〇という疾患を持つ患者さん」がP，「治療A」がI，「それを行わない対照群」がC，「5年後の生存率」がOということになります．

　CQを構成するこれらの4つの構成要素の頭文字を並べて，PICOあるいはPECOと呼ばれます．ただし，すべてのクリニカルクエスチョンをPICO/PECOの形式で表現できるわけではありません．

表1　クリニカルクエスチョンの構成要素（PICO/PECO）

P	Patients（対象とする患者）
I（E）	Intervention（Exposure）［介入や曝露（治療，検査などを含む）］
C	Control（比較する対照群）
O	Outcome［結果，転帰（治療効果，生存率など）］

2 クリニカルクエスチョンにはどんな種類があるの？

クリニカルクエスチョン（CQ）の種類によって，それを解決するために必要な臨床研究の種類が決まってきますので，まずは，CQの種類を見極めることが重要です．CQは，一般的に「治療や予防（therapy/prevention）」，「診断（diagnosis）」，「予後予測（prognosis）」，「発症機序（etiology/harm）」の4種類に大きく分類されます．

「治療や予防」は，ある治療や予防などの介入の有用性についての疑問です．その介入を行った場合に，それを行わなかった場合と比較して，結果がどうなるかという比較をします．たとえば，開腹手術を行う患者に対する予防的抗菌薬投与が周術期感染症予防に役立つか，というようなCQです．

「診断」は，ある診断テストや診断手技が，ある疾患の診断の判断に役立つかどうかについての疑問です．その診断テストや診断手技の，ゴールド・スタンダード（病理診断など，診断のための最も信頼できる検査）に対する正確度（感度，特異度など）を評価します．たとえば，不明熱の患者さんにおける血清プロカルシトニン値の測定が菌血症診断（ゴールド・スタンダードは血液培養検査）に役立つか，というようなCQです．

「予後」は，ある状況の患者の予後予測についての疑問です．通常は介入を行わずに時間経過による生存，合併症発症などを評価します．「予後」のCQでは，比較対照群はなし，あるいは何らかの因子の影響を評価するなら比較対照群はその因子を持たない群になります．たとえば血栓症の既往のない抗リン脂質抗体陽性の患者さんが10年以内に血栓症を発症する確率はどの程度か，というようなCQです．

「発症機序」は，ある要因と，疾患の発症や有害事象の出現との因果関係についての疑問です．何らかの介入，あるいは曝露を受けた群の生存，合併症の発症などを評価します．薬剤の有害事象の発症調査もここに含まれます．

これらのCQを解決するためには，表2に示すような臨床研究が有用です．それぞれの臨床研究方法の詳細は後述します．

表2 クリニカルクエスチョン（CQ）の種類とそれを解決するための臨床研究

CQの種類	有用な臨床研究（数字は優先順位）
治療や予防	①無作為割付比較試験やメタアナリシス，②コホート研究
診断	①ゴールド・スタンダードと比較する前方視的試験
予後	①コホート研究，②ケースコントロール研究
発症機序	①コホート研究，②ケースコントロール研究

自分でやってみよう！
クリニカルクエスチョンを考えてみよう

　以下にいくつかの場面を挙げました．それぞれ，臨床上の疑問をPECOあるいはPICOの形式のクリニカルクエスチョン（CQ）に置き換えてみてください．「治療や予防」，「診断」，「予後」，「発症機序」のどれに該当するかも考えてみましょう．

> **場面1**
> 　食後にお腹が張るという訴えで来られた50歳の女性患者さんです．小さな診療所のため，X線検査も超音波検査もできません．そこで，打診で脾腫の有無を調べようと思っていますが，Traube領域の打診[注]が脾腫の診断に本当に役立つのかどうかがわかりません．

注）Traube領域の打診：空気で満たされている肺，胃，大腸などが脾臓が腫大することによって押しやられ，鼓音が喪失して濁音界が拡大することを利用して脾腫を診断する方法．Traube領域とは第6肋骨，左前腋窩線，左肋骨弓で囲まれた領域で，この領域の打診が濁音であれば脾腫を疑う．

▶「診断」のCQになります．
- **P** 腹部膨満を主訴とする成人患者において，
- **I** Traube領域の打診は，
- **C** 脾腫の診断のゴールド・スタンダードである腹部超音波検査での脾腫の有無に対して，
- **O** 感度，特異度，陽性的中率，陰性的中率はどれぐらいか

> **場面2**
> 　これから急性骨髄性白血病の62歳の男性患者さんに寛解導入化学療法を行うところです．抗菌薬を予防的に処方するべきかどうかで迷っています．

▶「治療や予防」のCQになります．
- **P** 急性骨髄性白血病の成人患者（あるいは化学療法を行う患者）において，
- **I** 予防的抗菌薬の投与は，
- **C** 予防的抗菌薬投与を行わない場合と比較して，
- **O** 感染症の発症（あるいは死亡）を減少させるか？

> **場面 3**
> 妊娠中の 28 歳の女性が検査で HTLV-1（ヒト T 細胞白血病ウイルス 1 型）に感染していることが判明しました．この患者さんに，今後の成人 T 細胞白血病発症のリスクがどの程度かを説明しなければなりません．

▶「予後」の CQ になります．

P　HTLV-1 に感染している成人は，
I　時間経過とともに，
C　（該当なし）
O　どの程度の頻度で成人 T 細胞白血病を発症するか？

> **場面 4**
> 喫煙歴のない 55 歳の女性が肺がんを発症しました．同居しているご主人が自宅で喫煙していたそうです．肺がんの発症にご主人の喫煙は関係しているでしょうか？

▶「発症機序」の CQ になります．

P　喫煙しない既婚女性において，
E　配偶者の自宅での喫煙は，
C　配偶者が喫煙しない場合と比較して，
O　肺がんの発症を増加させるか？

C EBMステップ2：エビデンスの収集

1 エビデンスはどうやって検索するの？

EBMのステップ1はエビデンスを収集する作業です．エビデンスの資料は，一次資料，すなわち臨床研究の結果を報告した論文と，二次資料，すなわち関連する一次資料をまとめて解説した総説などの資料に大きく分類されます．

一次資料はPubMedなどのインターネットサイトを利用して，網羅的な検索を行うことが可能ですし，最新の情報を得ることができます．しかし，PubMedの検索には慣れが必要で，重要な文献が漏れてしまったり，逆にあまりに多くの文献が検索されてきて，重要な文献がどれかを見極めることが難しくなったりという問題点があります．こんな状態で個々の論文を読み込んでいっても全体像がつかめず，「木を見て森を見ず」あるいは「葉脈を見て地球を見ず」の状態になる危険性が高くなります．

▶「PubMedはどうやって使えばいいの？」(18ページ)を参照．

一方，二次資料は専門家が網羅的な文献検索を行って，さらに個々の論文に対して批判的吟味を行ったうえで全体像を記述してくれているので，一次資料を検索する際の問題は回避することができます．ただし，新しい論文が発表されてから，それを含む二次資料が発表されるまでには時間がかかりますので，最新の情報が漏れる場合があります．また，個人，あるいは少数の著者によって記述されることが多いので，個人の考えの影響を受けやすいという点は否定できません．しかし，海外の二次資料の多くは，発表前に他の専門家による査読（peer review）を受けているものがほとんどですので，極端な偏りは回避されていると考えてよいでしょう．

▶「批判的吟味ってなに？」(29ページ)を参照．

ですので，特に不慣れな分野で検索を行う場合は，まずはエビデンスを集積した二次資料から読み始めることを推奨します．具体的には専門誌の総説（review article），ガイドライン，UpToDate，Clinical Evi-

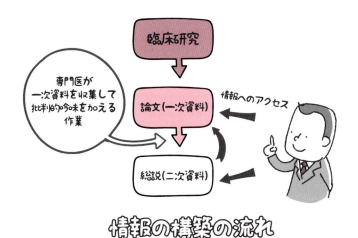

情報の構築の流れ

dence, Cochrane libraryなどを利用することができます．できれば複数（異なる著者）の二次資料に目を通して，次に，その二次資料に引用されている一次資料を読んでいくという流れがよいでしょう．最後に，最新の情報を補う意味でPubMedなどで直接的に一次資料の検索も試してみてください．自ら臨床研究を行う場合は一次資料も網羅的に調査する必要があります．Googleで検索語を入れてみるのも意外に役に立つことがあります（ただし，信頼性の低い情報がまぎれ込むリスクは高くなります）．

2 PubMedってなに？

PubMedは米国国立医学図書館（NLM）の国立生物科学情報センター（NCBI）が公開しているデータベースです．PubMedのもとになっているデータはMEDLINE（NLMが構築している医学文献データベース）であり，Ovid，EBSCOなどもMEDLINEを情報源として利用しています．

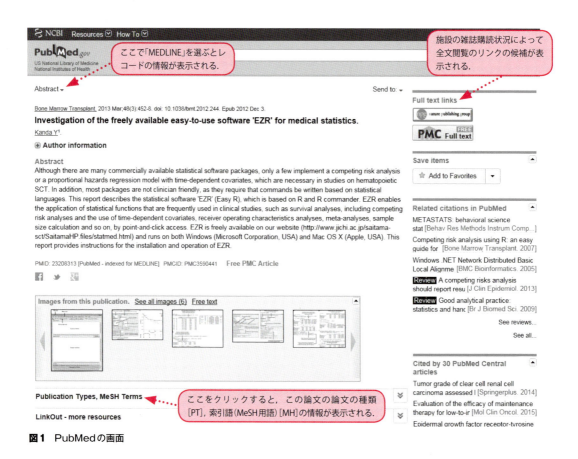

図1 PubMedの画面

MEDLINEに登録された論文情報（レコード）には，個々の論文のPubMed ID番号[PMID]，巻番号[VI]，ページ番号[PG]，出版日[DP]，タイトル[TI]，抄録[AB]，著者名[AU]，所属施設[AD]，雑誌名[TA]，論文の種類（臨床研究，総説など）[PT]，索引語（MeSH用語）[MH]などの情報が含まれていますので，これらの情報が論文を検索するときに利用されます．

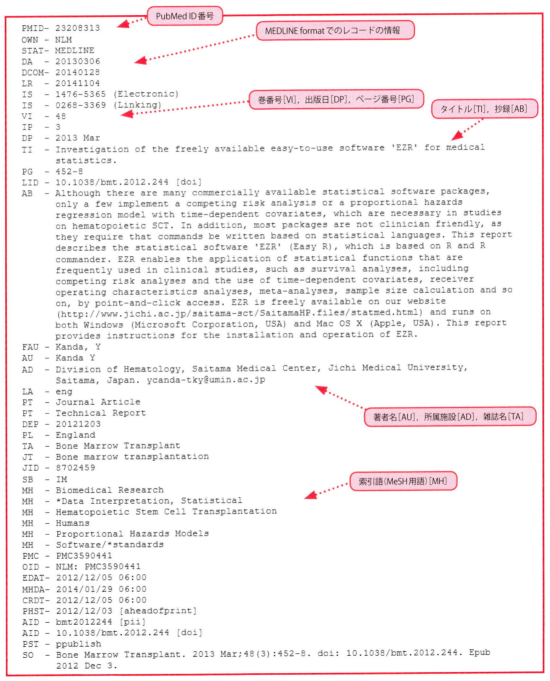

図2 レコードの情報の表示

3 | PubMedはどうやって使えばいいの？
キーワードの入力

PubMedに検索用語を入力することによって目的の論文を探し出します．まずはクリニカルクエスチョンのPI(E)COのキーワードを利用します．主要評価項目以外の結果（有害事象なども含めて）も知りたい場合が多いので，O(outcome)はキーワードとして使用せずに，PI(E)Cを用いるのがよいでしょう．

http://www.ncbi.nlm.nih.gov/pubmed でPubMedのホームページを開き，キーワードを入力します．入力していると，その下に検索用語の候補が自動的に表示されますので，そこから選んでもかまいません．検索用語をどのように表現すればよいかわからない場合は，左側のPubMedと書かれたボックスの右端の矢印をクリックして「MeSH」を選択してからキーワードを入れると，該当するMeSH用語の候補が表示されます．α, β, I, IVはそれぞれalpha, beta, i, ivと入力します．ウムラウトなどのアクセント記号は省略してかまいません．

また，検索用語の後にタグをつけることで検索する項目を指定することができます．たとえば2007に[DP]というタグをつけると，2007年に発表された論文だけが検索されます．2007:2010[DP]や

表1 検索用語のタグ

項目	タグ	項目	タグ
・タイトルの中の検索	[TI]	・巻番号での検索	[VI]
・タイトルと抄録の中の検索	[TIAB]	・ページ番号での検索	[PG]
・著者名の検索	[AU]	・研究の種類の検索	[PT]
・筆頭著者名の検索	[1AU]	・論文の言語での検索	[LA]
・最終著者名の検索	[LASTAU]	・MeSH用語での検索	[MH]
・著者施設名の検索	[AD]	・PuMed ID番号での検索	[PMID]
・雑誌名の検索	[TA]	・抄録の中の検索	[AB]
・発表年での検索	[DP]		

表2 研究の種類([PT])を指定する検索語

- Case Reports
- Clinical Trial
- Controlled Clinical Trial
- Guideline
- Meta-Analysis
- Multicenter Study
- Observational Study
- Practice Guideline
- Randomized Controlled Trial
- Review
- Systematic Reviews

2007/01:2008/06[DP]というように範囲を指定することも可能です．同様に後に[TI]，[AB]とつけると，それぞれタイトル，抄録の検索が行われます．著者名での検索は[AU]（筆頭著者は[1AU]，最終著者は[LASTAU]．Kanda Y[AU]のように名字と名前のイニシャルで指定），所属施設での検索は[AD]，雑誌名での検索は[TA]，研究の種類での検索は[PT]をつけてください．

　検索用語の最後の1文字を*（アスタリスク）にすると，*の前までが一致しているすべての検索用語での検索が行われます（前方一致検索）．たとえば，検索用語を「malignanc*」とすれば，「malignancy」，「malignancies」など，語尾の変化に対応した検索が可能になります．

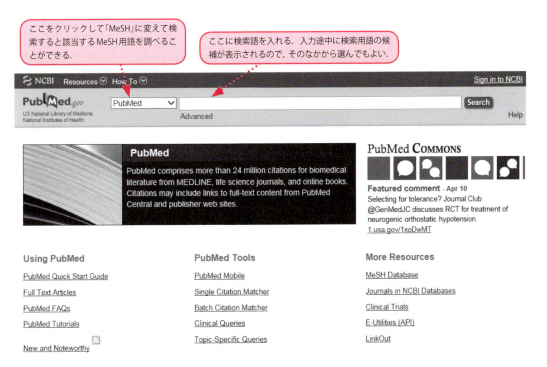

図3　検索語の入力

4 MeSH用語ってなに？

MeSH用語（medical subject headings）というのは米国国立医学図書館（NLM）が定めている医学用語集で，文献検索を効率的に行えるようにするものです．階層構造になっていて，上位の階層は大きな分類の用語で，下位の階層に進むにつれて徐々により細分化された用語になります．たとえば，「Neoplasms」（新生物）というMeSH用語の下位には「Neoplasms, Nerve Tissue」，「Neoplasms, Plasma Cell」などの組織分類の用語や，「Bone Neoplasms」，「Breast Neoplasms」などの部位での分類の用語などがあり，さらに下位には「Carcinoma」，「Ductal」，「Inflammatory Breast Neoplasms」などのより詳細な分類の用語が配置されています．上位のMeSH用語で検索すると，その下位に位置するMeSH用語での検索も同時に行われます．

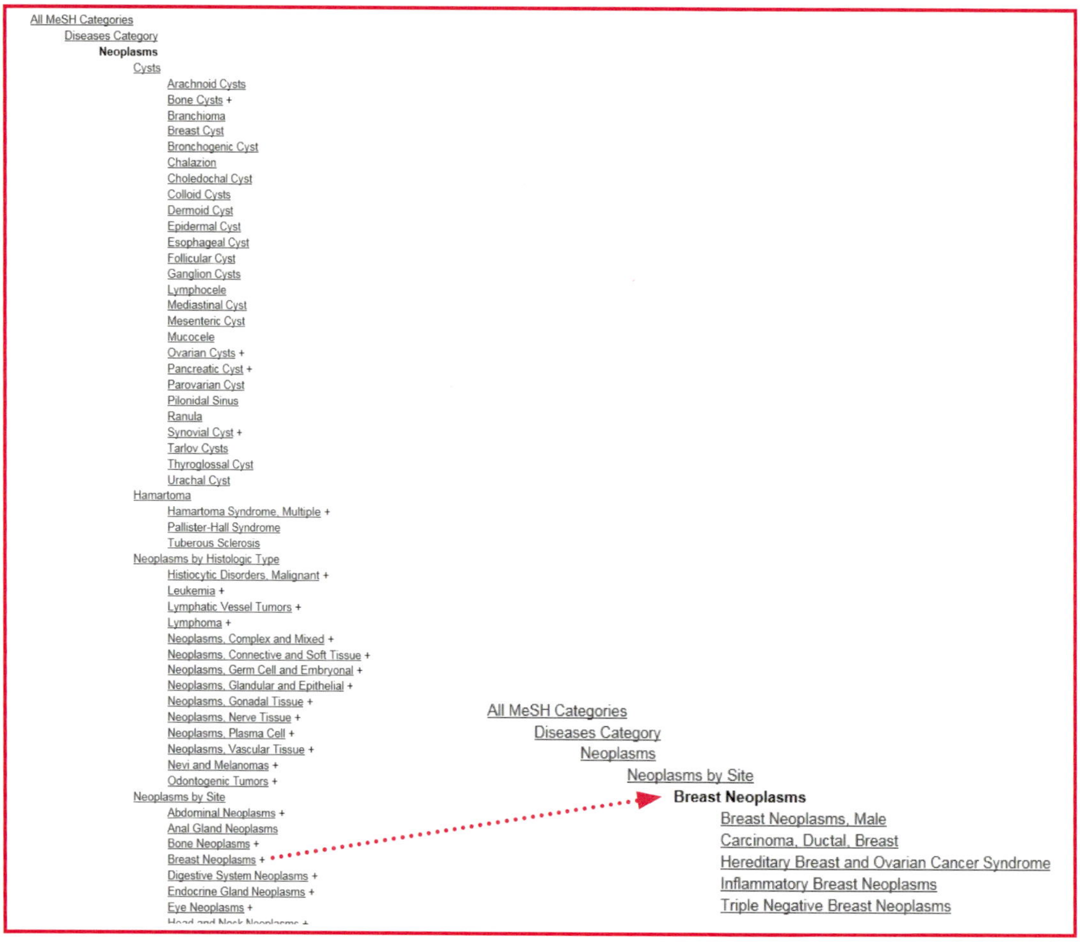

図4 MeSH用語の階層構造

5 PubMedはどうやって使えばいいの？
文献の絞り込み

　検索語を入力すると，膨大な数の論文が検索されて途方に暮れることがあります．そこで，検索語を組み合わせることによって絞り込むことが必要になります．

　単純に複数の単語を入力すると，それらが一連のフレーズ（たとえば「acute coronary syndrome」）と認識された場合はそのフレーズで検索されますが，バラバラの単語として認識された場合は，それぞれの単語で共通して検索される論文だけが表示されます．これを明確に指定したい場合は，複数の単語を""（ダブルクォーテーション）ではさんで検索すれば強制的にフレーズ検索となり，複数の単語をAND（すべて大文字で入力する）でつなげば強制的にバラバラの単語として認識されます．

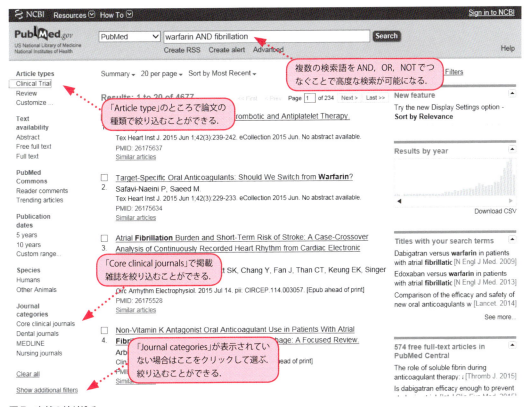

図5　文献の絞り込み

また，A AND Bとすると，検索語A，Bで共通して検索される論文だけが表示されますが，A OR BとORでつなぐと，いずれかの検索語で検索される論文がすべて表示されます．一方，A NOT BにするとAでは検索されるがBでは検索されない論文だけが表示されます．A AND(B OR C)というように入れ子構造の検索も可能です．

　臨床研究の種類で絞り込みたい場合は検索語に論文の種類[PT]を加えるか，検索結果の画面の左上の「Article types」のところで選ぶことも可能です．「Customize」をクリックするとさまざまな論文種類での絞り込みが可能になります．また，「Journal categories」から「Core clinical journals」のフィルターをかけると，New England Journal of Medicineをはじめとした有名雑誌に限定した検索が行われます．ただし，ここに含まれる雑誌は診療所での診療を対象としたものが多く，たとえば白血病関連の検索などには適していません．

　また，実際の検索過程では試行錯誤することが必要です．検索用語を入力するボックスの下の「Advanced」をクリックすると，検索履歴を利用することができるようになります．たとえば，#1 AND #2 AND #3のように，過去の検索結果を組み合わせた検索が可能になります．

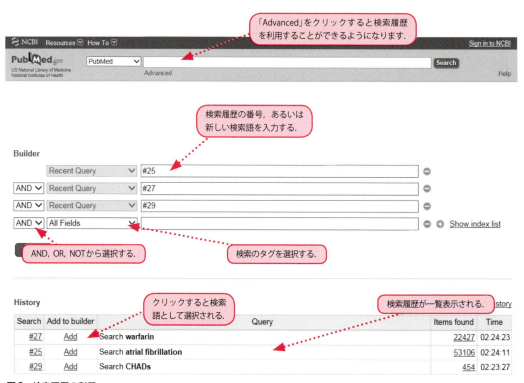

図6 検索履歴の利用

自分でやってみよう！
文献を探してみよう

「自分でやってみよう！―クリニカルクエスチョンを考えてみよう―」(13ページ参照)のところで出てきた場面に戻って，実際に文献検索に挑戦してみましょう．

場面1は，「診断」のクリニカルクエスチョン(CQ)でした．

> **場面1**
> 食後にお腹が張るという訴えで来られた50歳の女性患者さんです．小さな診療所のため，X線検査も超音波検査もできません．そこで，打診で脾腫の有無を調べようと思っていますが，Traube領域の打診が脾腫の診断に本当に役立つのかどうかがわかりません．

P 腹部膨満を主訴とする成人患者において，
I Traube領域の打診は，
C 脾腫の診断のゴールド・スタンダードである腹部超音波検査での脾腫の有無に対して，
O 感度，特異度，陽性的中率，陰性的中率はどれぐらいか？

脾腫の診断のように，時代によるエビデンスの変化が少なそうな領域では，最新の情報を求める必要はありませんので，二次資料の活用が有用でしょう．

そこでUpToDateで脾腫を調べてみましょう．UpToDateは世界中で広く利用されている二次資料で，各分野の専門家が書いた総説が集められていますが，同じ分野の専門家による査読(peer review)を受けていますので，中立的な内容が期待できます．

① 検索語の入力

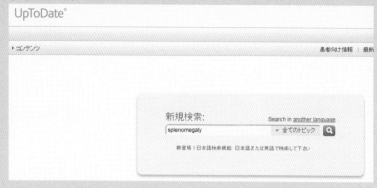

② 検索語に関連するすべての項目が表示される

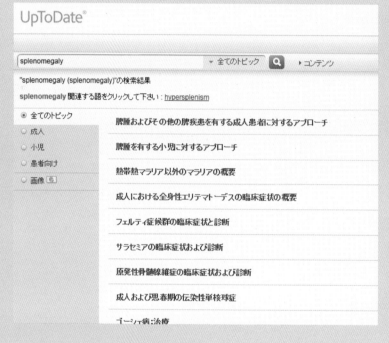

③ 項目をクリックすると全文が表示される

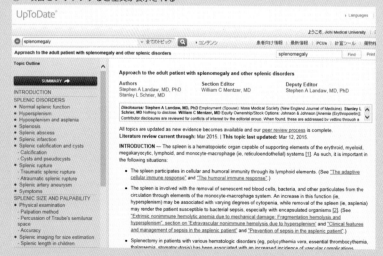

図A　UpToDateでの検索結果

1) Barkun AN, Camus M, Meagher T et al : Splenic enlargement and Traube's space : how useful is percussion? Am J Med **87** : 562-566, 1989

すると，脾腫が存在するとTraube領域の鼓音領域が脾腫によって消失すること，しかし食後すぐの検査や肥満患者において，それぞれ偽陽性，偽陰性が増加することが記載されていました．文献としては1989年にAmerican Journal of Medicineに発表された論文[1]が引用されていました．

　PubMedでも調べてみましょう．脾腫の検索用語は「splenomegaly」で良いでしょう．Traube領域の打診をどのように入力するか？「Traube」だと著者にTraubeさんが含まれる文献が引用されてしまいます．幸い，先ほどのUpToDateでの検索で，「Traube's space」という表現が見つかりました．そこで，「Traube's space AND splenomegaly」で検索すると，先ほどの文献を含む5件が見つかりました．ちなみに打診は「percussion」です．「percussion AND splenomegaly」で検索すると，この5件を含む18件が表示されました．

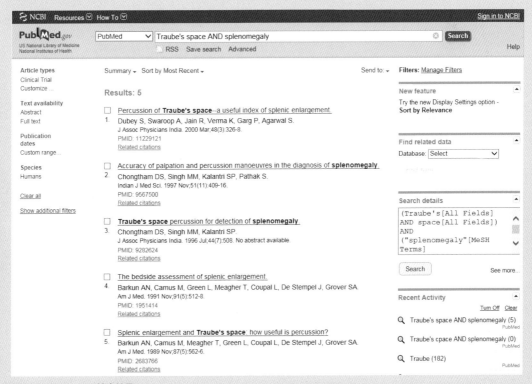

図B PubMedでの検索結果

　もう一つの場面でも練習してみましょう．場面2は「治療や予防」のCQでした．

> **場面2**
> これから急性骨髄性白血病の62歳の男性患者さんに寛解導入化学療法を行うところです．抗菌薬を予防的に処方するべきかどうかで迷っています．

P 急性骨髄性白血病の成人患者（あるいは化学療法を行う患者）において，
I 予防的抗菌薬の投与は，
C 予防的抗菌薬投与を行わない場合と比較して，
O 感染症の発症（あるいは死亡）を減少させるか？

　こちらは化学療法，抗菌薬ですので，場面1の脾腫のCQと比較すると，新しいエビデンスも気になるところです．しかし，やはりまずは二次資料に目を通すことにしましょう．感染症関係ですので，慣れている人はすぐにGoogleでIDSA guidelineで検索して，米国感染症学会（IDSA）のガイドラインのホームページにたどり着けるでしょう．がん関係なら全米総合がん情報ネットワーク（NCCN）のガイドラインが有用です．IDSAのガイドラインでは，「Antimicrobial Agent Use」のなかから「Clinical Practice Guideline for the Use of Antimicrobial Agents in Neutropenic Patients with Cancer」（好中球減少を伴うがん患者における抗微生物薬の使用）のガイドラインをダウンロードすることができます．このガイドラインでは高度の好中球減少（100個／μL以下が1週間以上）が予想されるような場合は，キノロン系抗菌薬の予防投与を検討すべきだとしています．その根拠として引用されている論文は17件の無作為割付比較試験を統合したメタアナリシスの論文でした[2]．
　しかし，このガイドラインの発表から数年が経過していますので，より新しい文献がないかPubMedでも調べてみましょう．検索用語としては「neutropenia」（好中球減少）と「prophylaxis」（予防）が頭に浮かびます．この2語を書き込んだ時点で検索用語の候補として「febrile neutropenia prophylaxis」が表示されたので，それを採用します（図C）．

[2] Gafter-Gvili A, Fraser A, Paul M et al : Meta-analysis : antibiotic prophylaxis reduces mortality in neutropenic patients. Ann Intern Med **142** : 979-995, 2005

図C 検索語を入力すると自動的に検索語の候補が表示される

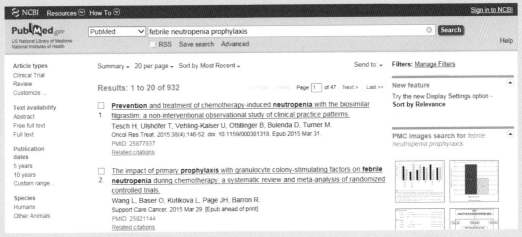

図D 「febrile neutropenia prophylaxis」での検索結果

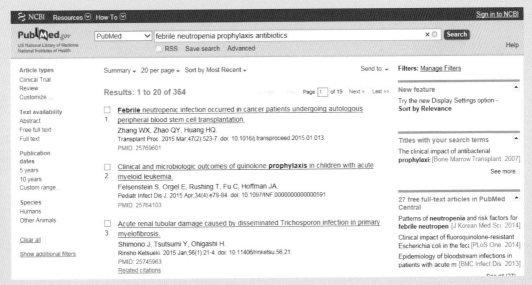

図E 「antibiotics」を検索語に加えた場合の検索結果

　　すると932件が検索されました(図D).すべてに目を通すには少し多すぎる印象です.ただし,よくみてみると悪心・嘔吐の予防の文献なども含まれています.確かに感染症の予防に限定していなかったので,「antibiotics」(抗菌薬)を検索用語に加えます.

　　しかし,まだ364件表示されました(図E).そこで,無作為割付比較試験に限定してみましょう.「randomized controlled trial[PT]」を検索用語に加えます.

図F 無作為割付比較試験(「randomized controlled trial」)に限定

　すると69件まで絞られました(図F).これぐらいなら少なくともタイトルぐらいは見渡すことができるでしょう.レボフロキサシンを用いた大規模臨床試験が2件と,モキシフロキサシンなどの新しいキノロン系抗菌薬の予防効果を評価する臨床試験などが見つかりました.ガイドラインの推奨に大きな影響を与えるような研究ではなさそうですが,次のステップでは前述のメタアナリシスの文献に加えて,これらの文献の批判的吟味を行うのが良さそうです.

D EBMステップ3：批判的吟味

1 批判的吟味ってなに？

EBMのステップ3では得られたエビデンスの批判的吟味（critical appraisal）を行います．批判的吟味というのは必ずしも論文を批判することではありません．臨床研究の信頼性，妥当性について客観的な評価を行う作業です．研究の解析や結論がバイアスや偶然によって歪められていないかどうかを科学的に検証します．また，結果の臨床的な重要性についても検討しなければなりません．統計学的な有意差が認められたとしても，必ずしも臨床的に重要な結果とは限りません．

批判的吟味のポイントは研究の種類によって異なります．インターネットで「critical appraisal」で検索すると，批判的吟味のためのさまざまなチェックリストを入手できます．本書では「Minds診療ガイドライン作成の手引き2007」から改変したものを掲載しています）．英国Oxford大学のCentre for Evidence-based Mental Health（CEBMH）のチェックリストも便利です．

▶「バイアスってなに？」(71ページ)を参照．

▶「有意差がついていれば重要な結果なの？ 有意差がなければ同等なの？」(44ページ)を参照．

▶批判的吟味のための各チェックリストについては82, 83, 90, 94ページの各表を参照．

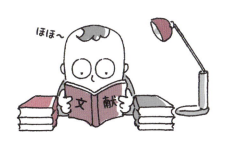

E EBMステップ4：エビデンスの患者さんへの適用

1 エビデンスを患者さんに適用する際にはなにに気をつければいいの？

ここまでのステップ1～3で得られたエビデンスが，実際に目の前にいる患者さんに適用できるかどうかを検討するのがEBMのステップ4です．臨床研究の多くは年齢，疾患の進行度，合併症など，さまざまな要素で適格条件を絞り込んでいるため，その試験で得られた結果が一般的な患者さんに応用できるとは限りません．患者さん本人やご家族の人生観，社会環境も考慮する必要があります．国際的な診療の差異には，人種間の遺伝的背景の違いだけでなく，文化の違い，医療制度の違いなどもありますので，海外のエビデンスが日本での診療に当てはまらないということもしばしばあります．また，臨床研究の主要評価項目が目の前の患者さんが望んでいることと一致しているかどうかにも注意が必要です．たとえば，がん治療の臨床研究

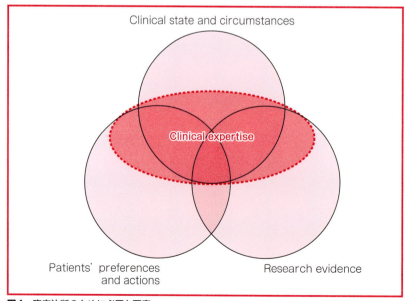

図1 臨床決断のために必要な要素

[Haynes RB, Devereaux PJ, Guyatt GH : Physicians' and patients' choices in evidence based practice. BMJ **324** : 1350, 2002]

では，無増悪生存率（腫瘍が増悪しない状態での生存率）や全生存率を主要評価項目にすることが多いですが，これらの評価項目にはquality of life（QOL）が反映されていません．副作用がどの程度か，入院治療が必要か，点滴治療が必要か，医療費はどの程度かなど，患者さんにとって大切な要素が含まれていないのです．そこで，QOLを加味した生存期間（quality-adjusted life year：QALY）を計算したり，さまざまな転帰に対して患者さんの価値観に沿った点数（期待効用）をつけて治療を選択する臨床決断分析を行ったりすることもあります．

　実際の臨床決断においては3つの要素を考えます．まず，「患者さんの臨床的条件や身体的条件」で，どのような病状なのか，どのような治療の選択肢が適用可能なのかを判断します．次に「臨床研究のエビデンス」によって適用可能な治療のそれぞれの有効性などを評価します．さらに，各治療で予測される結果について，「患者さんの好みや予測される行動」を検討します．最後に「個々の医師の臨床技能」によって，これらの3つの要素を統合して考察し，患者さんに治療を提案するのです．

F 批判的吟味のために —医学統計の基礎知識—

1 母集団とサンプルってどういうこと？
その前に統計解析ってなに？

500mLのペットボトルに入っているジュースAの量と，600mLのペットボトルに入っているジュースBの量を比較したい．こんな場合，標本（サンプル）としてペットボトルを取り寄せて調べることも，統計解析を行うことも必要ありません．工場で厳密に製造されたジュースのペットボトルの中身の量にバラツキはほとんどなく均一であり，調べるまでもなく600mLのペットボトルの中のジュースBの量のほうが多いということはわかるからです．

しかし，青森産のりんごと長野産のりんごのどちらが重いかと言われたらどうでしょう？ 同じ産地の同じ品種のりんごでも，重さにはバラツキがあります．2，3個ずつ重さを量ってみて，どちらかが重かったとしても，それは偶然かもしれません．そこで，青森産のりんごと長野産のりんごをそれぞれを一定数取り寄せて重量を測定し，その平均値や標準偏差を求めたり，重量を比較する検定を行ったりすることによって，どちらのりんごが重いかを調べることができるようになります．このような作業が統計解析です．

この場合，青森産のりんご全体，長野産のりんご全体が「母集団」でそれぞれの母集団から取り寄せたりんごが「標本」あるいは「サンプル」になります．統計解析の目的は，このようにさまざまなバラツキが存在する状況のなかで，限られたデータ（「標本」，「サンプル」）から母集団を推測して，より一般的な結論を導き出すことです．こうした解析は，たとえば選挙の出口調査によって選挙区全体の投票数を予測する作業と同じです．

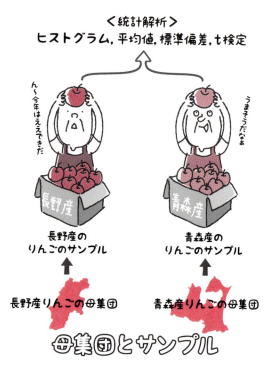

母集団とサンプル

2 データにはどんな種類があるの？

データを解析したり，解析結果を読んだりする際には，そのデータがどのような種類のものなのかをしっかりと把握しておく必要があります．

　身長，体重，あるいは血液検査の定量値（白血球数，血清AST値など）のように，データの間に切れ目がない変数を「連続変数」といいます．一方，サンプルをいくつかのカテゴリーに分けたデータは「カテゴリー変数」あるいは「離散変数」と呼ばれます．尿蛋白の「-」，「±」，「1＋」，「2＋」，「3＋」や，腫瘍の進行度のステージⅠ，Ⅱ，Ⅲ，Ⅳのようなデータは，それぞれのデータの間が飛んでいるので離散変数です（たとえばステージ1と2の間にステージ1.5はありません）．ただし，このようにデータの間に連続変数と同じように順序づけがあるような「離散変数」は「順序変数」とも呼ばれます．一方，「離散変数」の中でも「男性」と「女性」，「東部」と「中部」と「西部」のように順序関係がな

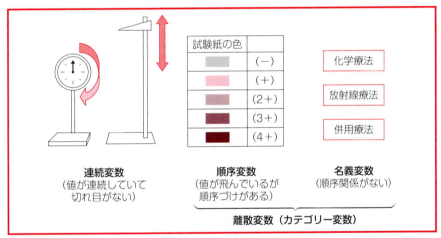

図1　変数の種類

［神田善伸：初心者でもすぐにできるフリー統計ソフトEZR（Easy R）で誰でも簡単統計解析，南江堂，東京，p5，2015］

表1　変数の種類

連続変数	あらゆる値をとり得る（例：身長，体重，血圧）
離散変数 　順序変数 　名義変数	とびとびの値をとる（離散変数はさらに順序変数や名義変数に分類される） 　順序関係がある［例：尿蛋白の（-），（±），（1＋），（2＋），（3＋）］ 　順序関係がない［例：「東京」と「大阪」，血液型の「O」，「A」，「B」，「AB」］
生存期間	あるイベントが発生するまでの期間（例：死亡までの期間，腫瘍消失までの期間）

く，単に分類を示すデータは「名義変数」と呼ばれます．さらに，名義変数のなかで「有効」と「無効」のように2つの値だけを持つ場合を「二値変数」といいます．

また，医療の分野では，しばしば生存期間のデータを扱います．正確にいうと，生死にかかわらずある時点からある出来事（イベント）が発生するまでの期間のデータのことで，「死亡」がイベントとして定義された場合にはまさに「生存期間」の解析が行われることになりますが，イベントは治療効果の出現や副作用の出現など，どのような出来事でもかまいません．

このように，変数の種類がわかると，それに応じて要約方法や検定方法も決まってきます．

▶生存期間の解析の詳細は「生存解析ってなに？ Kaplan-Meier曲線ってなに？」（36ページ）を参照．

3 中央値ってなに？ 信頼区間ってなに？
データを要約するための数値

[a] 平均値と中央値

データの羅列をみても，その集団の特徴をぱっと見ただけで把握することは容易ではありません．そこで，データを要約してわかりやすく提示することが重要です．たとえば野球のチームの勝ち負けであれば勝率（勝った回数を，勝った回数と負けた回数の合計の回数で割った値）を計算します．10人の子どもの身長を要約する場合は「平均値」がよく使われます．平均値はすべてのデータを足しあわせて，データの数で割った値です．一方，プロ野球選手の年俸を要約する場合は，平均値は超高給の選手の年俸に大きく影響されてしまいますので，平均値ではなく中央値のほうが適切かもしれません．「中央値」はデータの数値を大きさの順に並べたときに順位が中央になる値です．5つのデータがあるのなら小さいほうから3番目のデータの値になります（24，27，35，52，74なら35が中央値）．6つのデータがある場合は小さいほうから3番目のデータと4番目のデータの平均値が中央値になります（24，27，35，41，52，74なら35と41の平均値の38が中央値）．

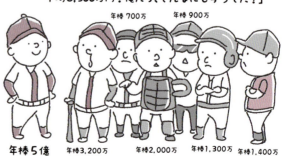

[b] 点推定と区間推定

　このように，勝率(比率)，平均値(正規分布する場合)，中央値(正規分布しない場合)などの数字で，ピンポイントで集団の特徴を表すことを「点推定」といいます．しかし，同じ平均身長130cmというデータでも，3人の子どもの平均値なのか，50人の子どもの平均値なのかで信頼性がまったく異なります．サンプルの数が少ないと偶然の影響が強く出てしまいます．そこで，区間推定，すなわち少し幅を持たせた「信頼区間」の計算を行います．たとえばある集団(母集団)から何人かを抽出して計算した身長の95％信頼区間は，元々の集団の本当の(真の)平均値を95％の確率で含んでいます(本来の厳密な定義とは異なる表現なのですが，だいたいこんなイメージで理解していただいてよいと思います)．

　サンプルの数が多くなるほど信頼区間の幅は狭まり，点推定値の信頼度も高まります．たとえば6人の治療で3人が有効だった場合の有効率の95％信頼区間は11.8〜88.2％と幅が広いですが，60人の治療で30人が有効だった場合の有効率の95％信頼区間は36.8〜63.2％と狭まります．なお，信頼区間の計算では95％信頼区間がしばしば計算されますが，95％という数値は慣習上しばしば使われているだけであり，状況によっては99％信頼区間や90％信頼区間が計算されることもあります．これは後述するP値の有意水準として慣習的に5％が広く用いられていることと同じことです．

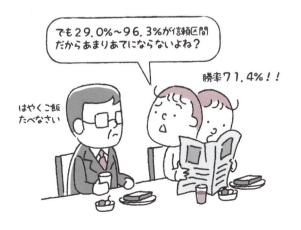

4 生存解析ってなに？ Kaplan-Meier曲線ってなに？

[a] 生存解析

「データにはどんな種類があるの？」（33ページ）で紹介したように，医学領域の統計解析では生存期間のデータ解析は重要です．生存解析とは，ある時点を基点として，あらかじめ定義した出来事（イベント）が発生するまでの期間の解析であり，time-to-eventの解析とも呼ばれます．そのイベントが死亡の場合はまさに「生存期間」の解析となるわけです．

イベント発生までの期間（たとえば日数）を連続変数として扱う方法が頭に浮かぶかもしれませんが，その方法だと，解析する段階でまだイベントが発生していない患者さんの扱いに困ってしまいます（たとえば，その時点で750日生存していたとしても，今後さらにもっと長く生存するかもしれない）．生存解析の特徴はこのような患者さんを「観察打ち切り（censor）」としてうまく扱うことができるということです．

生存期間を代表する値としては生存期間の中央値や，ある時点における生存率を用います．平均値を用いることはあまりありません．平均値は長期生存した患者さんの影響を強く受けて，長いほうに偏ってしまうからです．

[b] Kaplan-Meier曲線

生存期間を視覚的に表すにはKaplan-Meier曲線を用います．この方法での生存率の計算は，イベントが発生するごとに，「その直後にイベントが発生していないサンプル数」を「その直前にイベントが発生していなかったサンプル数」で割った値を，「イベント発生直前の生存率」にかけることで計算されます．したがって，そのイベントの発生前に打ち切りとなったサンプルは分母から除外されます．すると，打ち切りの時点では生存曲線は下降しませんが，次のイベント発生の時点で分母が小さくなるために曲線の下降の深さが大きくなります．このようにして打ち切り症例が考慮されているのです．

Kaplan-Meier法では打ち切り症例も，もし打ち切りにならなければ他症例と同様の確率でイベントを生じていたであろうという仮定に基づいています．したがって，特殊な理由により打ち切りが生じた場合はバイアスの原因となる可能性があります．たとえば，がんの生存解析

において，がんの増悪のためにホスピスに転院して観察打ち切りとなったような患者さんが多く含まれると，より予後の悪い患者さんが打ち切りになってしまうため，生存率を過大評価することになります．

生存期間の中央値はKalan-Meier曲線のグラフのY軸の生存率50％の目盛りから水平線を引き，生存曲線との交点からX軸に垂線を引くことによって読みとることができます．50％生存のところで生存曲線が水平の場合にはその範囲の最初と最後の値の平均値を中央値とします．また，X軸上のある時点の目盛りから垂線を引き，生存曲線との交点からY軸まで水平線を引くことによって，その時点での生存率を読みとることができます．

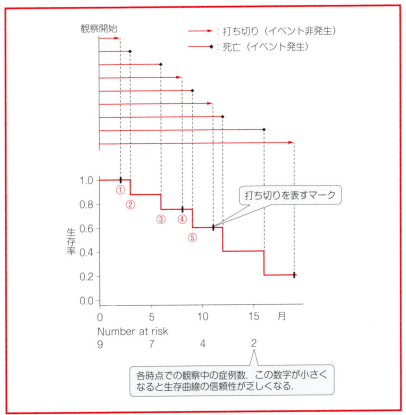

図2 Kaplan-Meier曲線の描き方

図の上段は各症例の観察期間を短い順に並び替えた図．通常，実際の観察開始時期は症例によって異なるが，観察開始時期を左端に揃えている．直線の長さが観察期間で，直線の右端が黒四角は死亡（イベント発生）症例，赤矢印は打ち切り（イベント非発生）症例を意味する．図の下段が上段のデータに対応するKaplan-Meier曲線．

①：打ち切りなので生存率は1.0（100％）のまま．
②：最初は9症例だったが，すでに1症例打ち切りになったので，この時点での観察中症例は8症例．そのうち1症例が死亡したので，生存率は7÷8＝0.875になる．
③：この時点での観察中症例は7症例．そのうち1症例が死亡したので，生存率は0.875に6÷7をかけて，0.75になる．
④：打ち切りなので生存率は0.75のまま
⑤：③のイベント発生後の観察症例6例から，打ち切りで1例減少したので，この時点での観察症例は5症例．そのうち1症例が死亡したので生存率は0.75に4÷5をかけて0.60になる．その後も同様に計算する．

5 | 2つの群を比較するにはどうすればいいの？
そもそもP値ってなに？

[a] 帰無仮説とP値

2つの群を比較するには，統計学的仮説検定（あるいは単に検定）と呼ばれる方法でP値を計算します．検定の作業では，まず帰無仮説(null hypothesis)を立てます．「帰無仮説」とは，2つの母集団には本当は差がなく，観察された2群の差は偶然にすぎないという仮説です．次に，もしその帰無仮説が正しいとしたら，実際に観察された差，あるいはそれ以上の差が観察される確率はどれぐらいかを計算します．この確率がP値です．つまり，P値が非常に小さい値であれば，帰無仮説が正しくなかったのだと判断して棄却し，背理法的に2群に有意差があると考えるのです（もし2群に差がないとしたら，こんなに大きな差がつくはずがない．したがって，2群には有意な差が存在するのである，という考え方）．

わかりやすい例でいえば，あるスポーツでチームAとチームBのどちらが強いかを知りたいとします．6試合を行ったところ，チームAが6連勝しました．さて，チームAとチームBの強さに差がないという仮説（帰無仮説）を立てると，各試合でチームAが勝つ確率は0.5です．したがって，6連勝する確率は0.5の6乗で0.015625になります．すると，「チームAが6連勝した」という実際に観察された差，あるいはそれ以上の差が観察される確率は，チームBが6連勝する場合を含めて 0.015625×2 = 0.03125 になります．これはP値が0.03125であるということに相当します．この結果から，P値が非

表2 検定に関連する用語

帰無仮説	比較する母集団の間には差はなく，観察された差は偶然にすぎないという仮説
P値	帰無仮説が真である場合に，実際に観察された，あるいはそれ以上の差が観察される確率
有意水準(α)	P値がどれぐらい小さければ有意と判断するかの閾値
検出力($1-\beta$)	帰無仮説が偽である場合に，帰無仮説を正しく棄却できる確率
第I種の過誤（αエラー）	帰無仮説が真であるにもかかわらず，これを棄却してしまう誤り（本当は差がないのに有意差があると結論してしまう誤り）
第II種の過誤（βエラー）	帰無仮説が偽であるにもかかわらず，これを棄却しない誤り（本当は差があるのにそれを有意差として検出できない誤り）

常に小さい値なので，元々のチームAとチームBの強さに差がないという仮説が間違っていたと棄却し，チームAが有意に強いと考えるのです．

[b] 有意水準

P値がどれぐらい小さければ有意と判断するかの閾値が有意水準（α）です．αは慣習上0.05（5％）に設定されていますが，状況によっては0.01, 0.001などが用いられることもあります．なお，検定には片側検定と両側検定がありますが，特殊な状況を除いて，通常は両側検定を用います．

[c] αエラーとβエラー

αが0.05に設定されていれば，帰無仮説が実際には正しいにもかかわらず，それを棄却してしまうエラー（過誤）を生じる確率もαとなります．このような過誤を第I種の過誤（αエラー）といいます．逆に実際には帰無仮説は正しくないにもかかわらず，これを棄却しないエラー，つまり有意差を見落としてしまうエラーを第II種の過誤（βエラー）といいます．サンプルサイズが大きくなればβは小さくなり，すなわち統計学的な検出力（1－β）は大きくなります．

[d] 信頼区間による比較

2つの群を比較するための，もう一つの統計学的なアプローチは2群の差や比の信頼区間（confidence interval：CI）を計算することです．2群の差の95％信頼区間が0を含まなければ，あるいは2群の比の95％信頼区間が1を含まなければ有意差があると結論できます．これはP＜0.05と同等です．この方法の場合，単に有意差があるかどうかをみるだけでなく，2群の差の大きさ（エフェクトサイズ）がどれぐらいかも示すことができます．

▶ エフェクトサイズの詳細は「エフェクトサイズってなに？」（45ページ）を参照．

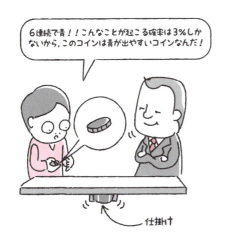

6 | 検定にはどのような方法があるの？
実際の検定方法と，その前提

まず，扱うデータが二値変数なのか，連続変数（あるいは順序変数）なのか，生存期間なのかを見極めてください．データの種類によって**表3**に示すように要約の方法，検定の方法が異なります．

そして，まずは検定の前にデータを要約して全体像を眺めます．連続変数の場合はグラフにしてみることも重要です．ヒストグラムや正規QQプロットを描くことによって正規分布しているかどうかや外れ値がないかどうかがわかります．**図3**のように，正規分布するデータはヒストグラムを描くと左右対称の釣り鐘型の分布になり，正規QQプロットを描くと直線に近くなります．ヒストグラムで右に裾野が長く伸びている場合は対数変換することによって正規分布に近づくことはあります．特に腫瘍マーカーなどのように，指数関数的な変化が想定されるようなデータは対数変換してから解析することが適切である場合が多いです．

▶「データにはどんな種類があるの？」(33ページ)を参照．

▶ 数値でデータを要約する方法の詳細は「中央値ってなに？ 信頼区間ってなに？」(34ページ)を参照．

表3 扱うデータの種類によって統計解析手法が異なる

	扱うデータの種類		
	二値変数	連続変数	生存期間
要約	分割表	ヒストグラム 箱ひげ図 散布図	Kaplan-Meier曲線
2群の比較	Fisher正確検定 カイ二乗検定	t検定 Mann-Whitney U 検定*	logrank検定 一般化Wilcoxon検定
対応のある2群の比較	McNemar検定	対応のあるt検定 Wilcoxon符号付順位和検定*	
3群以上の比較	Fisher正確検定 カイ二乗検定	分散分析（ANOVA） Kruskal-Wallis検定*	logrank検定 一般化Kruskal-Wallis検定
対応のある3群以上の比較	Cochran Q検定	反復測定分散分析 Friedman検定*	
（多変量）回帰分析	ロジスティック回帰	単回帰・重回帰	Cox比例ハザード回帰

*：連続変数のノンパラメトリック検定

実際に検定を行う場合は，2群の連続変数を比較するためのP値はt検定，Mann-Whitney U検定などで計算され，2群の比率を比較するためのP値はFisherの正確検定やχ(カイ)2乗検定(通常はFisherの正確検定を使用すればよい)で計算されます．ただし，それぞれの検定方法を行うための前提条件は理解しておく必要があります．主要な検定の前提条件を**表4**に示します．なお，対応のある検定というのは，同じ患者さんの治療前の血圧と治療後の血圧のように，比較するデータがペアになっているような場合の検定のことです．

〈ヒストグラム〉

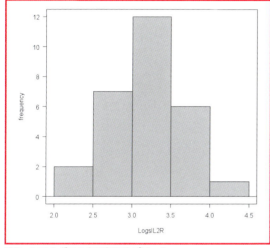

〈正規QQプロット〉

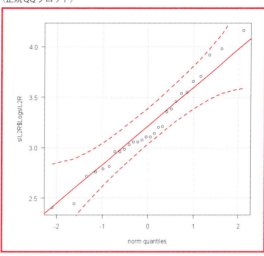

図3　ヒストグラムと正規QQプロット
[神田善伸：初心者でもすぐにできるフリー統計ソフトEZR(Easy R)で誰でも簡単統計解析，南江堂，東京，p76, 77, 2015]

表4　主要な検定についての前提条件

t検定	両群がいずれも正規分布を示し，かつ両群の分散が等しいことが前提として必要．両群の分散が等しいといえない場合はWelch検定を，正規分布するとさえいえない場合や順序変数の場合はMann-Whitney U検定を用いる．ただし，サンプルサイズがある程度(目安として30以上)あれば前提に合致しない連続変数の検定にも適用することができる．
対応のあるt検定	対応する各ペアの差が正規分布に従うことが前提として必要．正規分布するといえない場合はWilcoxon符号付順位和検定を用いる．ただし，サンプルサイズがある程度(目安として30以上)あれば前提に合致しない連続変数の検定にも適用することができる．
重回帰	結果を示す変数(従属変数)が正規分布に従うことが前提として必要．
Cox比例ハザード回帰	比例ハザード性が保たれていること，すなわち，各群の時間あたりの死亡発生リスク(ハザード)の比が時間とともに変化せずに，常に一定であること．
すべての回帰分析の独立変数	連続変数を独立変数とする場合は，その値の変化が従属変数に対して常に一定の影響を及ぼすという前提が必要．たとえば年齢なら20歳と21歳の違いと，50歳と51歳の違いの影響が同じである．

自分でやってみよう！
簡単な検定をEZRで試してみよう

検定の練習を，私が開発した無料統計ソフトEZR（Easy R；Windows, Mac OS X, Linux対応）でやってみましょう．自治医科大学附属さいたま医療センター血液科ホームページ[1]からダウンロードできます（Googleで「EZR」で検索すればすぐに見つかります）．インストールの方法，簡易マニュアル，FAQ（よくある質問）もホームページにあるので参考にしてください．その他，EZRを詳しく解説した書籍[2,3]も刊行されています．EZRの開発を紹介した英文論文[4]は2013年に発表されて以来，約3年間で400編以上の英文原著論文に引用されており，医学領域の統計ソフトウェアとして確立されています．

まず名義変数の検定を行ってみましょう．名義変数ですので，その変数のなかの要素の頻度（比率）を比較することになります．たとえば，「有効」と「無効」を含む名義変数の場合，有効率を比較することになります．

2群の比率の検定は，「統計解析」→「名義変数の解析」→「分割表の直接入力と解析」で実行できます．すでに入力されたデータからの解析は，サンプルファイルで練習してみましょう．本書で使用するサンプルファイルもホームページの「EZRの使い方，変更履歴」のページでダウンロードできます．名義変数，連続変数，生存期間など，さまざまな種類のデータの解析練習のためのサンプルが用意されています．

1) 自治医科大学附属さいたま医療センター血液科ホームページ．http://www.jichi.ac.jp/saitama-sct/SaitamaHP.files/statmed.html
2) 神田善伸：初心者でもすぐにできるフリー統計ソフトEZR（Easy R）で誰でも簡単統計解析，南江堂，東京，2014

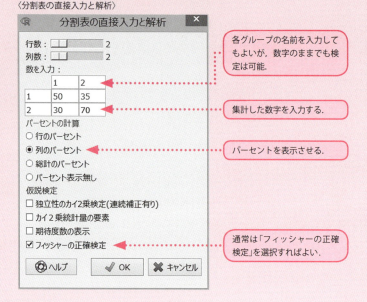

図A　集計結果のデータによるFisherの正確検定
EZRのメニューから「統計解析」→「名義変数の解析」→「分割表の直接入力と解析」．両群の比率は62.5％と33.3％で，Fisherの正確検定で$P=0.00010$と有意差があった．

3) 神田善伸：EZRでやさしく学ぶ統計学―EBMの実践から臨床研究まで―, 第2版, 中外医学社, 東京, 2015
4) Kanda Y : Investigation of the freely-available easy-to-use software "EZR" (Easy R) for medical statistics. Bone Marrow Transplant **48**：452-458, 2013

次に連続変数の検定を行いましょう．ここではt検定を行います．t検定は2群の平均値を比較します．「ファイル」→「既存のデータセットを読み込む」でサンプルファイルの「Hb.rda」を読み込みましょう．2群の平均値を比較するt検定は，「統計解析」→「連続変数の解析」→「2群間の平均値の比較（t検定）」で実施できます．

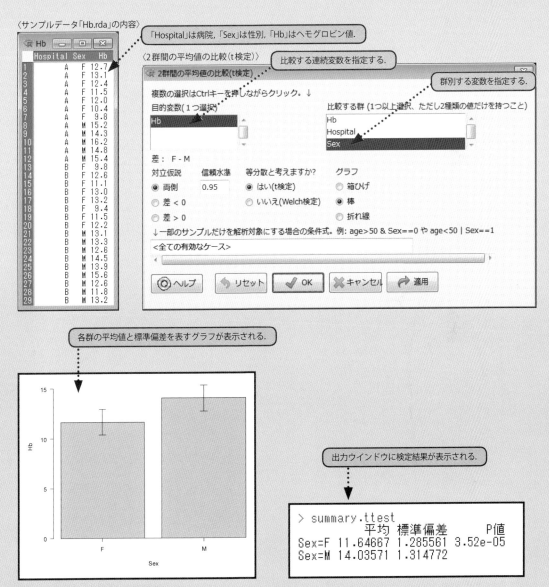

図B　2群間の平均値の比較（t検定）
女性の平均値が11.6g/dL，男性の平均値が14.0g/dLで，t検定で$P = 3.52 \times 10^{-5}$と著明な有意差がありました（結果の「e-05」は10のマイナス5乗を意味します）．

7 | 有意差がついていれば重要な結果なの？ 有意差がなければ同等なの？

検定では P 値を計算して有意差があるかどうかを判断しました．2 群の間に本当は差がないという場合（帰無仮説）に，実際に観察されたような差，あるいはそれ以上大きな差が生じる確率を示すのが P 値です．したがって，P 値とは，実際に観察された差が，本当に差があるわけではなく偶然に観察された差として矛盾しないかどうかを評価する値ですので，実際に観察された差の大きさを判断するものではありません．たとえば，実質的には意味のないような小さな差であったとしても，サンプルサイズを大きくすることによって有意差として検出してしまう可能性があります．有効率 38％ の治療 A と有効率 40％ の治療 B の有効率の差はわずか 2％ で臨床的な意味はほとんどないというような場合でも，治療 A が 5,000 例中 1,900 例有効，治療 B が 5,000 例中 2,000 例有効とすると，$P = 0.042$ と有意差が検出されてしまいます．

ですので，差の大きさを判断するためには P 値ではなく効果の大きさ（エフェクトサイズ）やその 95％ 信頼区間をみることが重要です．エフェクトサイズは，評価する変数の種類によって相対危険度，オッズ比，ハザード比などの値で示されます．同様に 2 つの連続変数の相関を評価する場合にも，P 値だけではなく相関係数もみることが重要です．弱い相関であったとしてもサンプル数が多くなると有意な相関として判断されてしまうからです．

▶ 各値の詳細は「エフェクトサイズってなに？」（次ページ）を参照．

表5 サンプルサイズと有意差の関係

■ 38％ と 40％ という臨床的に意味のないようなわずかな差でも，サンプルサイズが大きくなると有意差として検出されてしまう

100 分の 38 vs. 100 分の 40	$P = 0.89$（有意差なし）
5,000 分の 1,900 vs. 5,000 分の 2,000	$P = 0.042$（有意差あり）

■ 20％ と 40％ という比較的大きな差でも，サンプルサイズが小さいと有意差として検出されない

10 分の 2 vs. 10 分の 4	$P = 0.63$（有意差なし）
50 分の 10 vs. 50 分の 20	$P = 0.049$（有意差あり）
100 分の 20 vs. 100 分の 40	$P = 0.0032$（有意差あり）

逆に，P値が小さくなかったとしても，それは統計学的に有意差を検出することができなかっただけであり，2群が同等であると結論することはできません．有意差が検出できなかった原因は単にサンプルサイズが小さかったからかもしれないためです．また，本当の効果の大きさが小さいとは限りません．

8 エフェクトサイズってなに？
相対危険度，寄与危険度，オッズ比，ハザード比？

[a] 相対危険度，相対危険度減少，寄与危険度，NNT

「相対危険度（リスク比，relative risk：RR）」とは2群の確率の比です．たとえば，ある出来事（事象，イベント）がA群で20回に1回，B群で30回に3回生じたとしたら，A群の確率は1÷20＝0.05，B群の確率は3÷30＝0.1なので，相対危険度は0.05÷0.1＝0.5となります．もし2群が同等だとすると相対危険度は1になりますが，この例では相対危険度が0.5に減少しているので1－0.5＝0.5で，「リスクを50％軽減した」というような表現が用いられます．この1から相対危険度を引いた値は「相対危険度減少（relative risk reduction：RRR）」といいます．

一方，「寄与危険度（attributable risk：AR）」は2群の確率の差です．同じ例ですと，A群の確率とB群の確率の差なので0.1－0.05で0.05になります．この寄与危険度の逆数は「NNT（number needed to treat）」と呼ばれ，特に予防医学などで重要な数値になります．たとえば，ある疾患を予防するためにワクチンを投与した群のその疾患の発症頻度が5％，投与しなかった群の発症頻度が10％とすると，発症率の差は5％（寄与危険度は0.05），その逆数のNNTは20になります．この数値は1人の発症を予防するために必要な患者数であり（20人に予防を行えば，発症者を1人減らすことができる），治療法や予防法の効率（特に医療費に関する効率）を評価する指標になります（NNTが小さいほど効率が良い）．

[b] オッズとオッズ比

「オッズ」というのは少しわかりにくい概念ですが，ある事象（出来事，イベント）が生じる確率をその事象が生じない確率で割った値です．たとえば20回のうちに1回だけ生じた事象であれば，

確率は1÷20で0.05ですが，オッズは0.05÷(1−0.05)で0.053になります．このように事象が生じる確率が低い場合はオッズは確率に近い値になります．一方，20回のうち9回生じた事象だと，確率は9÷20で0.45ですが，オッズは0.45÷(1−0.45)で0.82となり，オッズと確率に大きな違いが生じます．

「オッズ比」は2群のオッズの比率ということになります．上の例と同じように，あるイベントがA群で20回に1回，B群で30回に3回生じたとしたら，オッズ比はA群のオッズとB群のオッズの比なので[0.05÷(1−0.05)]÷[0.1÷(1−0.9)]で0.47となります．名義変数の回帰分析で使われるロジスティック回帰は群間の差をオッズ比で評価します．オッズ比よりもリスク比のほうが理解しやすい概念ですが，統計学的にオッズ比のほうが計算に適しているために，オッズ比がしばしば用いられます．わかりにくいのですが，オッズ比が3倍だったという結果はリスクが3倍だったということではありません．オッズ比の数値はリスク比よりも差が過大評価されている数値(1からより遠く離れた数値)ですので注意してください．

[c] ハザード比

「ハザード比」は主に生存解析で用いられる用語です．ハザードとはある時点での瞬間死亡率(その時点で生存している人が期間Δtの間に死亡する確率について，そのΔtを0に近づけた値)を意味します．ハザード比は2群のハザードの比率ということになります．生存期間の回帰分析で使われる比例ハザード回帰では，群間の差をハザード比で評価します．ハザード比が1より大きいということはそのイベントがより多く発生しやすいということであり，生存解析であれば死亡がより多く発生しやすい，すなわち生存率，生存期間は劣っているということになります．

表6 エフェクトサイズの計算方法

	予防なし	予防あり	計
発症あり	A	C	A+C
発症なし	B	D	B+D
計	A+B	C+D	Total

- 発症確率　　　　　　A÷(A+B)　C÷(C+D)
- 発症オッズ　　　　　A÷B　　　C÷D

- オッズ比　　　　　　(C÷D)÷(A÷B)
- 相対危険度(RR)　　　[(C÷(C+D)]÷[(A÷(A+B)]
- 相対危険度減少(RRR)　1−RR
- 寄与危険度(AR)　　　[A÷(A+B)]−[C÷(C+D)]
- NNT　　　　　　　　1÷AR

NNT：number needed to treat

自分でやってみよう！
EZRでエフェクトサイズを計算してみよう

　エフェクトサイズの計算を実際にやってみましょう．ここでは，インフルエンザに罹患した患者の家族に抗ウイルス薬のオセルタミビルを予防投与する群と予防投与しない群の無作為割付比較試験を行ったところ，予防投与をしなかった群では98人中25人（25.5％）が発症したのに対して，予防投与を行った群では95人中10人（10.5％）しか発症しなかったとします．この予防投与の効果の大きさ（エフェクトサイズ）はどの程度でしょうか？
　まずはEZRで検定してみましょう．

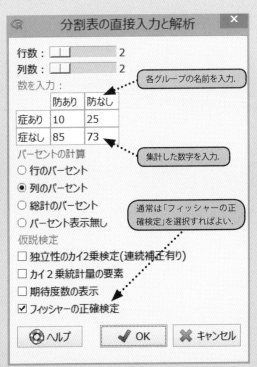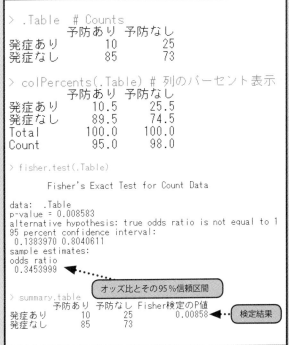

図A　発症率の検定
EZRのメニューから「統計解析」→「名義変数の解析」→「分割表の直接入力と解析」

予防効果の検定結果（$P = 0.0086$）から，予防投与によってインフルエンザの発症は有意に減少することがわかります．しかし，有意差が検出されても，エフェクトサイズが大きいかどうかはわかりません．エフェクトサイズを計算してみましょう．

〈予防投与を行わなかった群〉
- 発症率は，　　　　　　　　　$25 \div 98 = 25.5\%$
- オッズは，　　　　　　　　　$25 \div 73 = 0.34$

〈予防投与を行った群〉
- 発症率は，　　　　　　　　　$10 \div 95 = 10.5\%$，
- オッズは，　　　　　　　　　$10 \div 85 = 0.12$

- オッズ比は，　　　　　　　　$(10 \div 85) \div (25 \div 73) = 0.34$
- 相対危険度（RR）は，　　　　$(10 \div 95) \div (25 \div 98) = 0.41$
- 相対危険度減少（RRR）は，　 $1 - 0.41 = 0.59$
- 寄与危険度（AR）は，　　　　$(25 \div 98) - (10 \div 95) = 0.15$
- NNTは，　　　　　　　　　　$1 \div 0.15 = 6.7$

　すなわち，予防投与によって発症率は59％減少（←RRR）しますが，NNTは6.7なので，6.7人に予防投与を行えば発症を1人減らすことができるという計算になります．この結果から費用対効果についても検討することができます．仮に予防投与の費用が1人あたり5,000円とすると，$5{,}000 \times 6.7 = 33{,}500$円で1人のインフルエンザ発症を予防できることになります．

9 | 多重比較の問題ってなに？

[a] 多重比較の問題

A群とB群とC群の3つの群の平均値に差があるのかどうかを解析する場合，A群とB群の比較，A群とC群の比較，B群とC群の比較をそれぞれt検定で行って，$P<0.05$になる組み合わせがないかを調べる方法が頭に浮かびます．しかし，このように数多くの検定を繰り返すと，本当は差がないにもかかわらず，偶然に$P<0.05$という結果がいずれかの検定で得られてしまう確率（αエラー）が上昇します．3回検定を行うと，いずれか一つの検定で偶然に$P<0.05$となる確率は$1-(1-0.05)^3=0.14$になってしまうのです．もし，13回の検定を行うとすると，いずれか一つの検定で偶然に$P<0.05$となる確率は50％に近づきます．これを「多重比較の問題」といいます．

そこで，3群以上の比較においては，まず「A，B，Cの3つのすべての群が等しい」という帰無仮説の検定を行います（平均値の比較であれば一元配置分散分析）．この検定結果が$P<0.05$となった場合は，すべての群が等しいとはいえない，どこかに差がある，という結論になるわけです．しかし，実際にはどの群とどの群の間に差があるかを知りたい場合があるでしょう．その際には多重比較を行うことになりますが，αエラーの増大を調整するための工夫が必要です．

[b] 多重比較のエラーの調整方法

たとえばt検定の多重比較におけるαエラーの調整方法としては，Tukey法（各群のサンプルサイズが異なる場合はTukey-Kramer法），Dunnett法，Bonferroni法，Holm法などがあります．すべてのペアを比較する（3群ならA vs. B, A vs. C, B vs. C）のなら

表7 5群の比較なら検定は10回になる

	A	B	C	D	E
A					
B	A vs. B				
C	A vs. C	B vs. C			
D	A vs. D	B vs. D	C vs. D		
E	A vs. E	B vs. E	C vs. E	D vs. E	

Tukey法の検出力が高く，広く用いられています．Dunnett法はいずれか一つの群を対照として，それ以外の群と比較する場合（A vs. B，A vs. C）に用いられます．Bonferroni法もすべてのペアを比較しますが，検定全体の有意水準を検定数で割ることによってαエラーを調整する方法（たとえば3つのペアの比較をする場合，P値が0.05÷3＝0.017よりも小さくならないと有意とならない）ですので，比較するペアの数が多い場合には検出感度が著しく低下します．

なお，EZRでは元々のP値と調整した有意水準を比較するのではなく，P値のほうを調整して元々の有意水準と比較する形式で結果が表示されます．たとえばBonferroni法の場合，あるペアの検定が0.02で全体で3つのペアの多重比較を行う場合は，P値は3倍の0.06と表示されます．この値と元々の有意水準である0.05を比較します．

10 多重比較は実際にどういうときに問題になるの？

多重比較は臨床研究においては他にもいろいろな状況で問題になります．たとえば，ある有害事象に対して危険因子となる要因を調査する場合，13個の背景因子について有害事象の発症との関係を検定したとすると，もし本当はこれらの因子はその有害事象とまったく無関係だったとしても，約50％の確率でいずれかの因子は$P<0.05$となってしまいます．同様に，ある治療法とさまざまな有害事象との関係を調査する場合，数多くの有害事象との関係を検定すると，やはり本当は無関係だったとしても，ある有害事象と有意な関係が示され

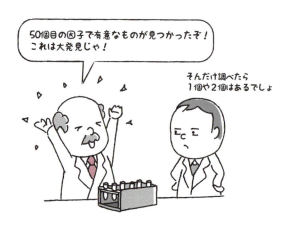

ることになってしまいます．このような解析方法が間違っているというわけではありません．探索的な研究として実際にしばしば実施されています（有意水準を調整する場合もあります）．ただ，重要なことは，解釈する際に多重比較の問題が潜んでいる可能性があるため，他の患者集団で再現されるまでは，確実な結果であるとは思わないことです．

同様に，全症例の解析では有意差はなかったものの，ある特定の集団での解析（サブグループ解析）だと有意差が示されるようなことがあります．これも，さまざまなサブグループで検定を繰り返すと，偶然に有意な結果が検出される確率が高くなりますので，サブグループ解析の結果は確定的な結論ととらえるべきではありません．やはり他の研究での確認が必要になります．しかし，サブグループ解析も，探索的な研究としての意義はあります．たとえば全体の集団としては効果が示されなかった治療法でも，ある特定の患者群には有効であるという可能性がありますし，逆に全体として有効性が示された治療法でも一部の患者には意味がないというようなこともあり得ます．大規模な無作為割付比較試験の論文では，しばしば図4のようなサブグループ解析の結果が示されています．

もし特定のサブグループで異なる結果が得られた場合は，そのサブグループを対象として無作為割付比較試験をやり直して検証することが確実な方法ですが，現実的には難しい場合も多いので，日常診療ではサブグループ解析の結果も参考にしながら臨床決断を行うこともあります．

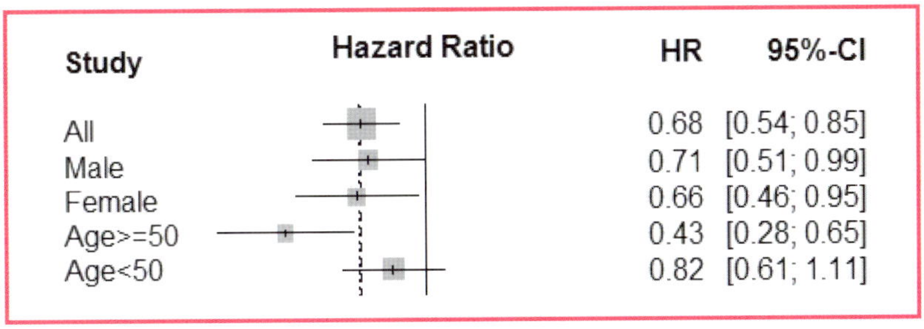

Study	Hazard Ratio	HR	95%-CI
All		0.68	[0.54; 0.85]
Male		0.71	[0.51; 0.99]
Female		0.66	[0.46; 0.95]
Age>=50		0.43	[0.28; 0.65]
Age<50		0.82	[0.61; 1.11]

図4 無作為割付比較試験の全体の結果とサブグループ解析の結果の例
全症例（All）だとハザード比0.68で，その95％信頼区間も1をまたいでいないので有意差がみられる．男女に分けたサブグループ解析でも同様の結果が再現されている．しかし，年齢でサブグループ解析を行うと，若年者（Age＜50）ではハザード比は1に近づき（つまり両群の差は小さくなり），若年者では効果が乏しいという可能性が仮説として考えられる．

11 | 相関関係があれば因果関係があるといっていい？

2つの変数の間に統計学的に有意な関連がみられたとしても、それは必ずしも因果関係を意味するものではありません．AとBに有意な相関がみられたからといってもAがBの原因であるとはいえないのです．横断研究などでAとBが同時に調査されている場合には，AがBの原因なのではなく，BによってAが生じているという可能性も考えなくてはなりません．また，たとえば「毎日しっかりと朝ご飯を食べている人に有意にがんの発症が少ない」というデータが得られたとします．この結果（相関関係）だけでは，「朝食をしっかりととることががんの発症を抑制する原因である」（因果関係）とはいえません．なぜなら「毎日しっかりと朝ご飯を食べている」ような人は喫煙率が低かったり，他の健康にも気をつかっていたりする人が多いという背景が潜んでいて，実際にはそのような他の生活習慣ががんの発生率に影響している可能性があるからです．

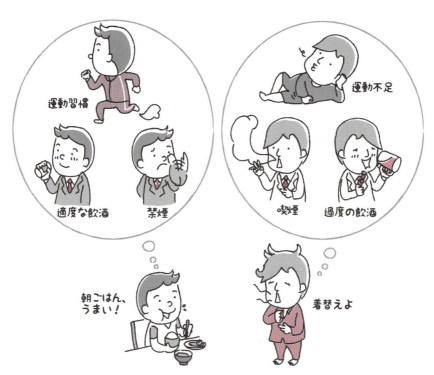

朝食を食べるかどうかではなく、背景にある日常生活ががんの原因…？

12 | 診断のための検査の有用性はどのようにして評価するの？ ―定性検査の場合―

[a] 定性検査の感度と特異度

診断のための検査は，陽性，陰性というような結果で示される定性検査と，数値で示される定量検査に分類されます．まず，定性検査について考えてみたいと思います．

理想的な定性検査は，実際にその疾患がある場合にのみ陽性（真陽性，true positive：TP）となり，疾患がない場合には常に陰性（真陰性，true negative：TN）となることが望ましいのですが，実際には疾患があるのに陰性となったり（偽陰性，false negative：FN），疾患がないのに陽性となったり（偽陽性，false positive：FP）することがあります．正確な検査は偽陽性や偽陰性が少ない検査です．そこで，定性検査の正確さを感度と特異度で評価します．実際に疾患がある場合に，ちゃんと陽性になる確率[TP÷(TP＋FN)]が感度です．実際に疾患がない場合に，ちゃんと陰性になる確率[TN÷(FP＋TN)]が特異度です．

たとえばリンパ腫の診断のゴールド・スタンダードは病理組織検査ですが，尿検査だけでリンパ腫を診断するための検査方法（検査A）が開発されたと仮定します．リンパ節が腫れている患者さんに対して，この検査を行って陽性，陰性を判断してから，実際にリンパ節生検を行って病理組織検査でリンパ腫の有無を確定し，この新しい検査が本当にうまく判定できていたかどうかを評価してみました．すると，病理組織検査でリンパ腫と診断された患者さん50人のうち，検査Aでは40人が陽性，10人が陰性でした．一方，リンパ腫と診断されなかった20人のうち検査Aでは5人が陽性，15人が陰性でした．したがって，この検査Aの感度は40÷50＝0.80，特異度は15÷20＝0.75となります．

表8 感度，特異度の計算方法

	リンパ腫あり	リンパ腫なし	計
検査A陽性	40	5	45（5人が偽陽性）
検査A陰性	10	15	25（10人が偽陰性）
計	50	20	70

- 感度　　40÷50＝0.80
- 特異度　15÷20＝0.75

[b] 陽性的中率，陰性的中率，テスト前確率

このように感度，特異度は検査固有の特性です．一方，定性検査の結果が陽性であった場合に実際に疾患を有する確率[TP÷(TP＋FP)]が「陽性的中率」，陰性であった場合に実際に疾患を有さない確率[TN÷(FN＋TN)]が「陰性的中率」です．診療現場では感度，特異度よりも陽性的中率や陰性的中率のほうが重要ですが，これらの確率は検査の特性だけではなく，背景の有病率（「テスト前確率」）にも影響されます．どんなに特異度の高い検査（つまり偽陽性の少ない検査）でも，背景の有病率が低いと陽性的中率は低下してしまいます．先ほどのリンパ腫の例ですと，どのような患者さんに検査Aを行ったかによって，テスト前確率が変わってきます．すでに感染症などの他のリンパ節腫脹の原因をしっかりと除外しているのであれば，テスト前確率は上昇し，検査の効率が高まります．

[c] 診断精度，陽性尤度比，陰性尤度比

「診断精度」は真陽性・真陰性のサンプル数の合計，つまり正しく判定できたサンプル数を全サンプル数で割った値です．「陽性尤度比」は疾患がある人において正しく陽性結果が得られる確率（感度）を，疾患がない人において陽性の結果が出てしまう確率（1－特異度）で割った値です．逆に「陰性尤度比」は疾患がある人において陰性の結果が出てしまう確率（1－感度）を，疾患がない人において正しく陰性結果が得られる確率（特異度）で割った値です．陽性尤度比が大きいほど陽性的中率が高い検査，陰性尤度比は小さいほど陰性的中率が高い検査ということになります．検査を行う前のオッズ（テスト前オッズ）と尤度比がわかっていれば，テスト後オッズ＝テスト前オッズ×尤度比というシンプルな式で計算することができます．

表9 感度，特異度と，陽性的中率，陰性的中率の計算方法

		疾病の有無	
		有	無
検査結果	陽性	真陽性(TP)	偽陽性(FP)
	陰性	偽陰性(FN)	真陰性(TN)

- 感度　　　　TP/(TP＋FN)
- 特異度　　　TN/(FP＋TN)
- 陽性的中率　TP/(TP＋FP) ⎤
- 陰性的中率　TN/(FN＋TN) ⎦ 有病率（テスト前確率）の影響を受ける．

自分でやってみよう！
EZRで定性検査の有用性を評価してみよう

ある疾患に対する新しい定性検査が開発されたとします．これまでは診断は生検による病理診断がゴールド・スタンダードだったのですが，この検査では，尿検査だけで陽性，陰性を判定できます．250人の外来患者さんに検査を行ったところ，実際にその疾患を有する50人のうち，45人が陽性，5人が陰性でした．一方，疾患を有していない200人のうち，20人が陽性，180人が陰性となりました．この定性検査の有用性はどうでしょうか？ EZRで実際にみてみましょう．

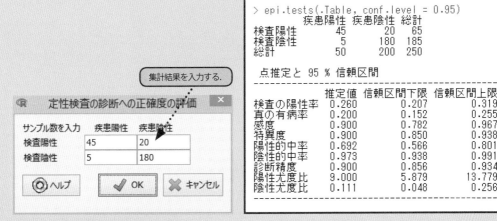

図A　定性検査の診断への正確度の評価
EZRのメニューから「統計解析」→「検査の正確度の評価」→「定性検査の診断への正確度の評価」

結果をみると，感度90％，特異度90％と優れた検査であるようにみえます．では，ある患者さんに実際にこの検査を行って陽性結果が得られた場合にどうすればよいでしょうか？ 陽性的中率をみると69.2％です．検査結果が陽性であったとしても，30％の確率でその患者さんは疾患を有していないということになります．

検査の特性としては優れているにもかかわらず，なぜこのような数字になってしまったのでしょうか？ それは対象患者における有病率（テスト前確率）が20％と低かったためです．同じ感度90％，特異度90％の検査でも，背景の有病率によって陽性的中率は大きく変化します．これもEZRで実感していただきましょう．

テスト前確率が20％だと…

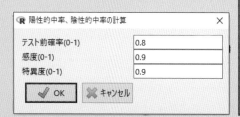
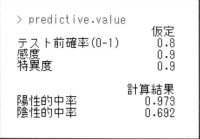

テスト前確率が80％だと…

図B 陽性的中率，陰性的中率の計算
EZRのメニューから「統計解析」→「検査の正確度の評価」→「陽性的中率，陰性的中率の計算」

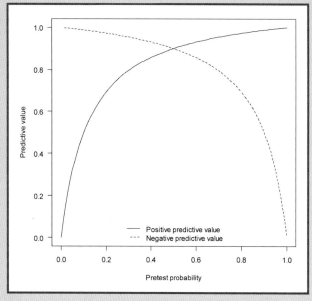

図C テスト前確率の変化に伴う陽性的中率，陰性的中率の変化

　有病率20％の場合の陽性的中率，陰性的中率が表示されるとともに，グラフをみると有病率が高まれば陽性的中率も上昇することが示されています．有病率を80％にすると陽性的中率は97.3％に上昇します．このことから，検査を行う前に問診や診察によって，実際にその疾患を有する可能性の高い患者さんを絞り込んで有病率を高めることの重要性がわかります．

尤度比の利用も体験してみましょう．この検査の陽性尤度比は9.00，陰性尤度比は0.11です．有病率が20％ですので，テスト前オッズは0.20/(1 − 0.20) = 0.25になります．これに陽性尤度比を掛け合わせると，テスト後オッズは0.25 × 9.00 = 2.25になります．このテスト後オッズをテスト後確率，すなわち陽性的中率に変換してみましょう．テスト後の「疾患あり」と「疾患なし」の比が2.25ということですので，「疾患あり」の確率は2.25 ÷ (2.25 + 1) = 0.692となります．

13 | 診断のための検査の有用性はどのようにして評価するの？ ―定量検査の場合―

[a] ROC曲線

定量検査は結果が数値で表されるため，定性検査よりも判断が難しくなります．たとえば，その数値が大きいほど，ある疾患が存在する可能性が高いという定量検査の場合，その検査精度を評価するには「受信者動作特性(receiver operating characteristics：ROC)曲線」が役立ちます．この曲線の下の面積が広いほど精度が高いといえます．

では，このROC曲線はどのようにして描くのでしょうか？ ここでは定量検査の閾値を検討します．つまり，検査結果の数値がある閾値以上であれば陽性，未満であれば陰性と判断する場合，閾値を低くするほど陽性サンプルが増えて感度は高くなります．しかし，特異度は低くなります．逆に閾値を高くすると陰性サンプルが増えて特異度は高くなります．しかし，感度は低くなります．そこで，まず，閾値をマイナス無限大にしてみましょう．すると，すべての検査結果は陽性と判断されるので，感度は100％，特異度は0％になります．そして，少しずつ閾値を上げていきましょう．すると，徐々に陽性サンプルが減って，陰性サンプルは増えていきます．すなわち，感度は下がっていって，特異度は上がっていきます．最終的に閾値を無限大まであげると感度は0％，特異度は100％になります．

ROC曲線は閾値をマイナス無限大から無限大まで上げていった際の感度，特異度をプロットした曲線です．通常，X軸は左端が特異度100％，右端が特異度0％とします．Y軸は上端が感度100％，下端が感度0％とします．ですので，ROC曲線は右上隅から始まって，左下隅に終わる曲線です．そして，理想のポイントは左上隅(感度100％，特異度100％)ということになりますので，少しでもこのポイントに近づき，ROC曲線の下の面積が広くなる検査が良い検査ということになるわけです．この面積が0.5～0.7の場合は低精度，0.7～0.9の場合は中等度精度，0.9～1.0の場合は高精度と判定することもありますが，あくまで目安にすぎません．

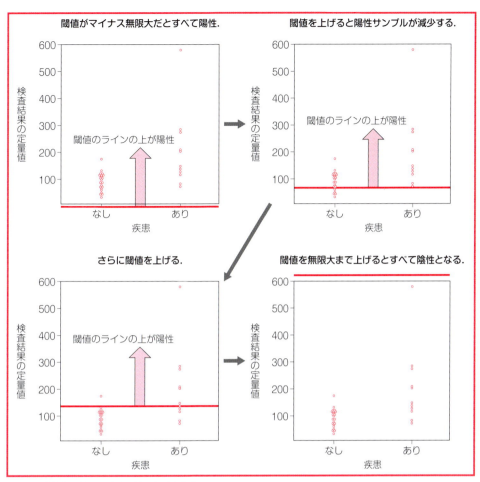

図5 閾値を変更すると感度・特異度が変化する

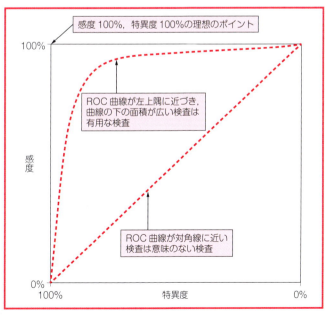

図6 ROC曲線

[b] 定量検査の閾値の設定

最適な閾値の設定についてもROC曲線が参考になります．グラフの左上隅に最も近づくポイントの数値を閾値にしたり，感度と特異度の和を最大にするポイントの数値を閾値にしたりすることがありますが，偽陽性，偽陰性によってもたらされる害の大きさを考えて設定すべきでしょう．たとえば，安価で，有害事象も少ない治療法がありながら，治療開始が遅れると治療成績が著しく低下するような疾患であれば，多少の偽陽性は目をつぶってでも，早期の治療を開始すべきということになります．

自分でやってみよう！
EZRで定量検査の有用性を評価してみよう

　ある疾患に対する新しい定量検査が開発されたとします．これまでは生検による病理診断がゴールド・スタンダードだったのですが，この検査では血液検査で得られる数値だけで診断に役立つことが期待されています．33人の患者さんに検査を行ったところ，その疾患のない患者さん22人での検査結果は平均値90.7だったのに対して，その疾患を有する患者さん11人での値は平均値202.3と高値でした．この定量検査の有用性はどうでしょうか？

　EZRで実際にみてみましょう．サンプルファイルとして「NewTest.rda」をEZRのホームページからダウンロードして使用します．

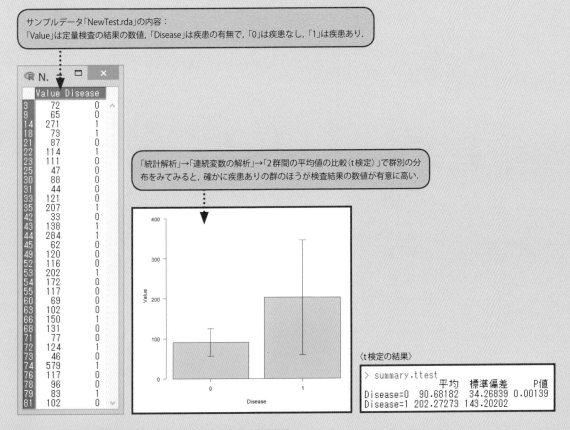

図A まずは2群間の平均値の比較で，定量検査の有用性を評価する

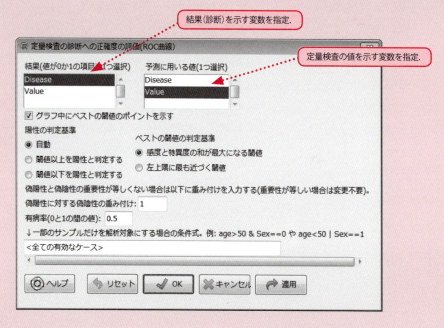

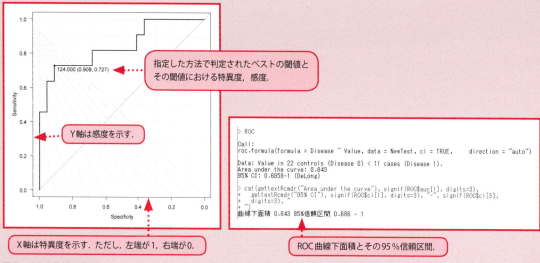

図B ROC曲線の描画
EZRのメニューから「統計解析」→「検査の正確度の評価」→「定量検査の診断への正確度の評価（ROC曲線）」

　ROC曲線を描いてみると，ROC曲線下面積は0.84で，有用な定量検査のようです．閾値を124に設定すると，特異度は90.9％，感度は72.7％になります．

14 ２つの定性検査結果が一致しているかどうかはどうやって判定するの？

２つの定性検査の結果が一致しているかどうかを評価しなくてはならない場合があります．一つは，単に２つの異なる検査方法が同じような結果を生み出すかどうかを調べたいような場合です．もう一つは，ある検査に主観的な判定要素が影響する場合に，異なる評価者が判定しても同じ結果が得られるかどうか（再現性が高いかどうか）を知りたい場合などです．

このような場合にはκ係数が参考になります．「κ係数（kappa coefficient）」は２つの定性検査の一致度を評価する指標です．たとえばある100人の患者さんの集団に検査Ａと検査Ｂを行ったところ，20人がＡ，Ｂともに陰性，50人がＡ，Ｂともに陽性，20人がＡだけ陽性，10人がＢだけ陽性となったとします．すると，両検査の一致度は両方の検査の結果が一致した70人（20＋50）を全患者数100人で割った値，0.70になります．しかし，この単純な一致度の計算は両検査が偶然に一致する確率を考慮していません．

偶然に一致する確率を計算してみましょう．まず，検査Ａが陰性となる確率は（10＋20）/100＝0.3，検査Ｂが陰性となる確率は（20＋20）/100＝0.4ですので，0.3×0.4＝0.12の確率で両方の検査が偶然に陰性になります．同様に，検査Ａが陽性となる確率は（50＋20）/100＝0.7，検査Ｂが陽性となる確率は（50＋10）/100＝0.6ですので，0.7×0.6＝0.42の確率で両方の検査が偶然に陽性になります．したがって，２つの検査の結果が偶然に一致する確率は0.12＋0.42＝0.54となります．

ということは，２つの検査結果が偶然ではなく一致する余地は１－0.54＝0.46しかないわけです．今回，実際に一致した確率は0.70でしたから，この値から偶然に一致する確率を引いた0.70－0.54＝0.16を，偶然ではなく一致する余地である0.46で割った値（0.16/0.46＝0.35）が偶然によらない一致率，κ係数ということになります．

完全に一致すればκは１になりますので，係数が１に近いほど一致度が高いと判定されます．実際の一致度が偶然に一致する確率よりも低ければκ係数は負の値になります．κ係数が0.4以下では低い一致

度，0.4～0.6では中等度の一致度，0.6～0.8ではかなりの一致度，0.8を超えると高い一致度というような目安で判断します．

EZRでは，メニューから「統計解析」→「検査の正確度の評価」→「2つの定性検査の一致度の評価（Kappa係数）」で，κ係数とその95％信頼区間を計算することができます．

		検査A		
		陽性	陰性	合計
検査B	陽性	50人	10人	60人
	陰性	20人	20人	40人
	合計	70人	30人	

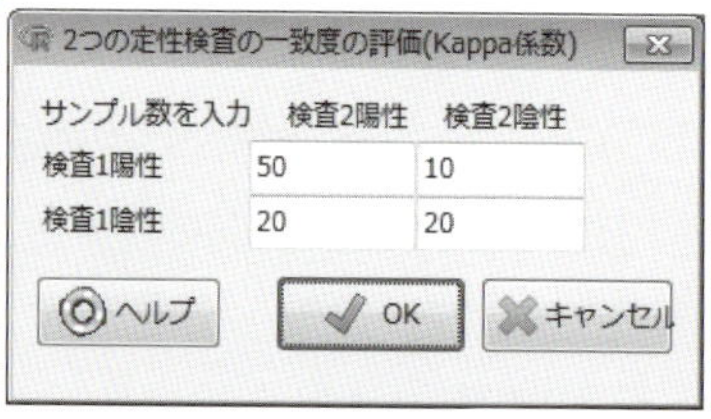


```
> res[1]
$kappa
   点推定値  信頼区間下限  信頼区間上限
1 0.3478261    0.1525721    0.5430801
```

図7　EZRでのκ係数の計算

15　2つの連続変数の相関はどうやって評価するの？

2つの連続変数の関連の強さは「相関係数（r）」で評価します．相関係数は－1と1の間の値をとり，2つの連続変数がどの程度一緒に動くかを表します．相関係数が正の値の場合は2つの変数はともに増減し，負の値の場合は一方が増えれば他方は減少するという逆の変動を示します．相関係数の絶対値が1に近いほど強い相関であり，目安としては，0.2未満で「ほとんど相関なし」，0.2～0.4で「弱い相関あり」，0.4～0.7で「相関あり」，0.7以上で「強い相関あり」というような表現が用いられます．

2つの連続変数の相関を検定することも可能です．この検定の帰無仮説は「2つの連続変数の間にまったく関連がない」です．相関の程度が弱くても，サンプル数が大きくなると*P*値は小さくなるので，*P*値が小さいからといって相関が強いとは限りません．

2つの連続変数がいずれも正規分布に従う場合はPearsonの相関係数，データが正規分布に従わない場合や飛び飛びの値をとる場合（順序変数）はSpearmanの順位相関係数で評価します．

なお，「相関」は2つの連続変数の関連の強さを評価するものであり，2つの変数の関係は同等ですが，「回帰」はある結果を表す変数（従属変数，目的変数）をその他の変数（独立変数，説明変数）によってどの程度説明（予測）できるかを示すものですので，2つの変数の関係は同等ではありません．

G 批判的吟味のために―臨床研究の基礎知識―

1 臨床研究にはどういう種類があるの？
臨床研究？ 臨床試験？ 治験？

▶ 各研究デザインの違いについては「研究デザインはどのようにして選べばいいの？ すぐに無作為割付比較試験でOK？」(113ページ)も参照.

「臨床研究」は観察研究と介入研究に大きく分類されます．「介入研究」は，研究者が被験者に対して何らかの介入(治療，検査など)を規定して行う研究です．したがって，その手順を記載した研究計画書(プロトコール)に沿って行われる前向き(前方視的，prospective)研究となります．一方，「観察研究」は研究者が被験者に対して介入を行うことはなく，ある因子への曝露と疾患の発症の関係(たとえば喫煙と肺がんの発症)などについて調査を行う研究です．ある特定の疾患の患者さんについて，(介入を加えることなく)通常の日常診療のなかでの経過を記録していくような観察研究も行われます．

治療や検査の優劣について正確な比較を行うためには介入研究，なかでも無作為割付比較試験が理想的ですが，その実施には人的コスト，金銭的コストがかかりますし，通常は極めて限られた患者さんだけが対象になります．そのため，研究結果を一般の患者さんに当てはめる際に問題が生じる可能性があります．一方，観察研究はより多くの，一般的な患者さんを対象にすることができますし，介入研究における実験的な環境ではなく，実際の日常診療での観察結果を解析することが可能になります．ただし，無作為割付比較試験と比較すると，さまざまなバイアスの影響を受けるリスクが高くなります．

▶「バイアスってなに？」(71ページ)を参照.

一般に，臨床研究のなかでも介入研究を「臨床試験」と呼び，さらに臨床試験のなかでも医薬品や医療機器の承認取得を目的として治験届を提出してから実施するものを「治験」と呼びます．治験の多くは製薬企業が行っていますが，2003年の薬事法改正により，医師が治験を企画，立案し，治験届を提出して実施する，いわゆる医師主導治験も行われるようになりました．しかし，製薬企業の治験と同様の管理が求められま

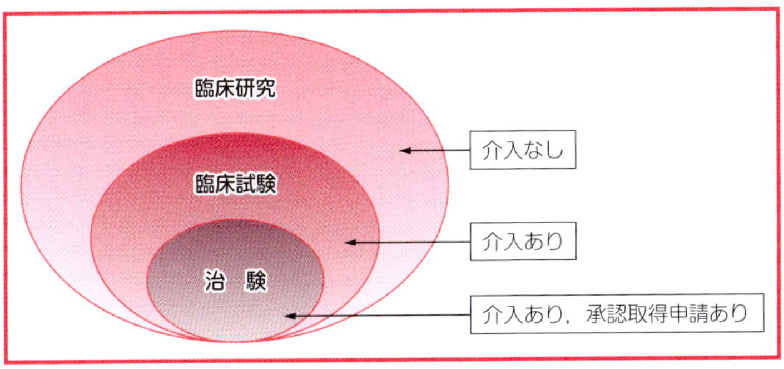

図1 臨床試験も治験も臨床研究に含まれる

すので，費用もかかりますし，治験に関連するさまざまな業務を医師が自ら統括しなければならないので多大な労力を必要とします．

2 介入研究にはどのようなデザインの研究があるの？

介入研究は比較する対照群（コントロール群）の有無によって分類されます．さらに対照群との比較を行う比較対照試験は，無作為割り付けを行う試験と行わない試験に分かれます．

無作為割り付けを行うことによって各群の患者さんの背景が均等になることが期待できます．したがって，既知のあるいは未知の交絡因子の影響を最小限にとどめることが可能になります．

被験者自身を比較対照群とする介入研究（逐次試験）もあります．それぞれの被験者において治療介入を行う前の状態を行った後の状態と比較するのが「自己対照試験」で，複数の治療を順番に行って比較するのが「クロスオーバー試験」です．逐次試験は同じ患者さんでの比較なので個人差による誤差が生じないというメリットはありますが，先に行った治療の影響がなくなるまでの十分な期間（ウォッシュアウト期間）が必要になります．また，時間経過による疾患状態の変化の影響を受ける可能性もあります．

介入研究として行うのは単独の群のみとして，その群の結果を研究外の患者さんの結果と比較する外部対照試験も行われます．たとえば，介入試験として新しい治療を行って，その結果と，これまでに標準的な治療を行った患者さんたちの結果（既存対照，historical control）を比較する介入試験などです．

▶ 交絡因子の詳細は「バイアスってなに？」(71ページ)，「交絡ってなに？」(74ページ)を参照．

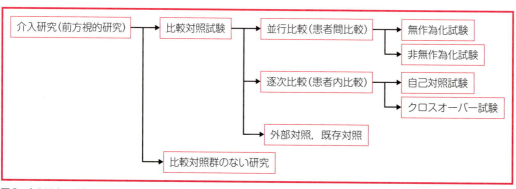

図2 介入研究の分類

3 試験の「相」の意味は？
第Ⅰ相試験，第Ⅱ相試験ってどういう試験？

新薬や新しい治療法はいくつかの段階の臨床試験を経て開発されます．その各段階の臨床試験を第Ⅰ相～第Ⅳ相試験と呼ぶことがあります．

　第Ⅰ相試験は，薬物（あるいは放射線照射など）を段階的に増量しながら，その薬物の安全性（有害事象）や薬物動態（pharmacokinetics：PK；血中濃度の推移などを調べる）を評価する臨床試験で，抗がん剤の場合はがん患者さんを対象として，それ以外の薬物の場合は健常者を対象として行われます．ただし，遺伝子治療は健常者を対象にはしません．

　第Ⅱ相試験では，患者さんを対象として新しい治療法の有効性や安全性の評価（短期的な有効性の評価）を行います．通常は単群で行われますが，複数の新しい治療法に無作為に割り付ける第Ⅱ相試験（無作為割付第Ⅱ相試験）も行われることがあります（勝者を第Ⅲ相試験に進めます）．この場合は，必ずしも統計学的な有意差がついていなくても，より優れている可能性が高い治療法を勝者とします（selection design）．無作為割付第Ⅱ相試験は第Ⅲ相試験の実施可能性やデザインを検討するために行われることもあります．

　第Ⅲ相試験は，いよいよ検証的な試験となります．がんの領域の第Ⅲ相試験は，より長期的で重要な評価項目である生存期間，無増悪生

表1 介入研究の種類（臨床試験の相）

	一般治療	がん領域
第Ⅰ相試験	・健常者を対象とした段階的増量試験 ・安全性，薬物動態を評価	・がん患者を対象とした段階的増量試験 ・安全性，薬物動態を評価 ・推奨用量の決定
第Ⅱ相試験	・患者を対象，単群あるいは無作為化並行群 ・有効性，安全性の評価 ・用法，用量の決定	・がん患者を対象，通常は単群 ・有効性（腫瘍縮小）の評価 ・安全性の評価
第Ⅲ相試験	・患者を対象 ・通常は無作為割付比較試験 　（標準治療あるいはプラセボと比較） ・有効性の評価	・がん患者を対象 ・通常は無作為割付比較試験 　（標準治療と比較） ・生存，無増悪生存などの評価
第Ⅳ相試験	・製造販売後調査 ・有害事象の調査	・製造販売後調査 ・有害事象の調査

存期間などを主要評価項目としますが，がん以外の領域の第Ⅲ相試験は有効性の大規模試験となります．一般的には標準治療薬やプラセボと比較する無作為割付比較試験として行われます．

第Ⅳ相試験は，治験を終えて製造販売承認を受けた薬剤について，より多数例で有害事象の調査などを行う臨床試験で，市販後臨床試験や市販後調査(post marketing surveillance：PMS)と呼ばれるほうが一般的です．

4 非劣性試験ってなに？

通常の比較は「優越性試験」，すなわちいずれかの群が他の群よりも有意に優れているかどうかを検証するものですが，「非劣性試験」ではある群が他の群よりも劣ることはないということを検証します．たとえば，ある新しい治療薬が既存の標準治療薬よりも明らかに副作用が少ないのであれば，効果が上回らなくとも効果が劣っていない(非劣性である)ということさえ証明できれば新しい治療薬の存在価値が認められます．この場合は，臨床的に無視することができる有効率の差(非劣性マージン：δ)を設定して，「新しい治療薬の効果は標準治療薬よりもδ以上劣る」という帰無仮説の検定を行います．この帰無仮説が否定されたら非劣性が証明されたことになります．

▶ δの設定の詳細は「非劣性試験の非劣性マージン(δ)はどうやって決めるの？」(次ページ)を参照．

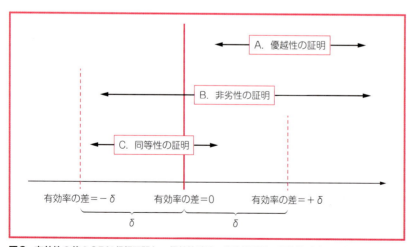

図3　有効性の差の95％信頼区間と，優越性試験，非劣性試験，同等性試験の関係
臨床的に意味のある差がδ以上の差とした場合，Aは有効性の差の信頼区間が0をまたいでいないので優越性が証明される．Bは信頼区間の下限が−δの下限よりも上にあるので非劣性が証明される．Cは信頼区間がすべて±δの幅のなかに収まっているので同等性が証明される．

5 | 非劣性試験の非劣性マージン（δ）はどうやって決めるの？

非劣性試験は通常はすでに有効であることが示されている標準的な治療法と，新しい治療法を比較します．研究デザインにおいて「非劣性マージン（δ）」，すなわち臨床的に許容できる有効性の差を事前に定めておく必要があります．通常は比較対象となる標準的な治療法の有効性よりも小さく設定すべきです（一般的には3分の1〜2分の1以下に設定する）．たとえば対象となる治療法が無治療（あるいはプラセボ）と比較して10％の有効率の上昇を示しているのなら，δは10％未満（一般的には3〜5％程度）に設定されます．

δを設定するためにアンケート調査を行うこともあります．たとえば標準治療の奏効率を50％とした場合に，「Q1：これ以下の奏効率だったら新規治療を絶対に選択しないという奏効率は何％でしょうか？」，「Q2：これ以上の奏効率だったら新規治療を絶対に選択するという奏効率は何％でしょうか？」，「Q3：10枚のコインを持っているとします．このコインを新規治療薬の奏効率に賭けるとすると，どの奏効率に何枚のコインを賭けますか？」というようなアンケートの結果が参考になります．

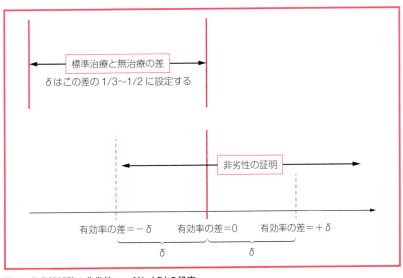

図4 非劣性試験の非劣性マージン（δ）の設定

6 観察研究にはどのようなデザインの研究があるの？

観察研究は，まず比較する対照群の有無で「記述研究」と「分析的観察研究」に分類されます．たとえば，ある施設で経験したまれな疾患を数症例集めて，その特徴を詳細に記述するような研究は記述研究です．2群以上を比較する研究は分析的観察研究になります．

さらに，分析的観察研究は，原因と結果を異なる時点で調査する「縦断研究」と，時間軸上のある1点で原因と結果を同時期に調査する「横断研究」に分類されます．次に，縦断研究は「ケースコントロール研究」と「コホート研究」に分類されます．

ケースコントロール研究は結果から原因にさかのぼって関連をみる研究で，典型的にはある時点で疾患を有する患者さんと対照群について，過去の何らかの曝露因子（あるいは患者背景や治療介入）の有無について調査します．一方，コホート研究は原因から結果への方向で関連をみる研究で，たとえばある時点で曝露因子（あるいは患者背景や特定の治療）のある群とない群について，その後の疾患の発症（あるいは何らかの結果の発生）の有無を調査するものです．

コホート研究は研究開始時点から前向きに観察していく前方視的（prospective）コホート研究と，研究開始時点においてすでに過去の曝露因子の有無の情報が整っているコホートのデータがある場合に可能になる後方視的（retrospective）コホート研究に分類されます（コホートとは何らかの共通点があり，観察の対象とする集団のことです）．実際には，世の中で行われている研究としては，この後方視的コホート研究に分類される研究が数多く実施されています．たとえば，ある施設で，ある疾患に対して治療Aが行われていた患者と治療Bが行われていた患者の予後を比較するような研究は後方視的コホー

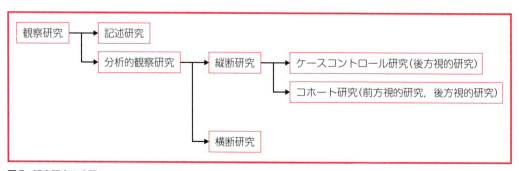

図5 観察研究の分類

ト研究になります．研究開始時点から過去にさかのぼって調査するので「後方視的」と呼ばれていますが，原因と結果の調査の方向でいうと前方視的なのです．

横断研究は，ある時点（一点のみ）での観察において疾患の有無（あるいは何らかの結果の発生）と曝露因子の有無（あるいは患者背景や治療介入）を調査するものです．したがって，疾患の発症と曝露因子への曝露の時間的前後関係を明らかにすることができないという問題があります．

ケースコントロール研究は前方視的コホート研究と比較すると，迅速かつ安価に実施できますし，長い潜伏期間を有する疾患やまれな疾患の研究に適しています．一方，まれな曝露因子の研究には不向きです．また，疾患やイベントの発生率を推測することはできません．

7 バイアスってなに？

臨床研究の結果を読み解くうえでは誤差の影響に注意が必要です．偶然誤差，すなわち測定ごとのバラツキによって生じるような誤差は，測定回数を増やすことによって誤差を小さくすることができます．一方，バイアス（系統誤差）は，何らかの原因によって常に一定の方向に偏ってしまうような誤差であり，これは測定回数を増やしてもサンプルサイズを大きくしても解決することはできません．

バイアスには，選択バイアス，情報バイアス，交絡によるバイアス，出版バイアスなどさまざまなものが含まれます．詳細は後述しますが，これらの用語の定義は，巻末の臨床試験用語集にもまと

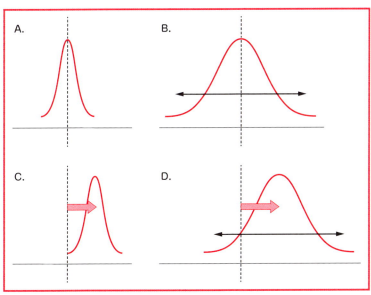

図6 偶然誤差（バラツキ）と系統誤差（バイアス）
精度も正確度も高い測定結果の分布をA図とした場合，B図はバラツキの大きい測定結果，C図はバラツキは小さいけれどバイアスの大きい測定結果（右に偏っている），D図はバラツキもバイアスも大きい測定結果となる（点線は母集団の真の平均値を示す）．

めています．研究結果を読む際にも，自身で研究を行う際にも，バイアスに対しては入念なチェックが必要です．

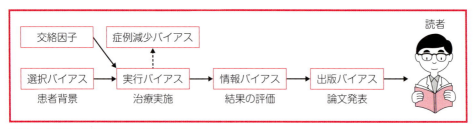

図7　臨床研究の結果に影響するさまざまなバイアス
臨床研究の結果はさまざまな段階でのバイアスによって結果が歪められている可能性がある．

8 | 選択バイアスってなに？

　選択バイアスにはさまざまなタイプのバイアスが含まれます．コホート研究でしばしば問題になるのが，治療選択におけるバイアスです．治療Aと治療Bを比較する場合に，より重症な患者に治療Aが選択される傾向があったとすると，2つの治療の有効性を正当に比較することはできません．本当は治療Aのほうが効果が高いにもかかわらず，両者の有効性に差がみられない，あるいは治療Bのほうが効果が高いというような結果になってしまうかもしれません．このように患者さんの背景によって治療が選択されているとすると選択バイアスを生じる可能性があります．背景因子にバラツキがあっても，それが治療結果と関係がなければ問題になりませんし，治療結果に影響する背景因子でも比較する群の間で均等に分布している場合は問題になりません．しかし，治療結果に影響する背景因子（上の例では重症度）が比較する群の間で偏っていると，バイアスを生じます．背景因子が交絡因子として働

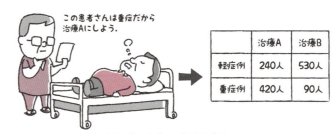

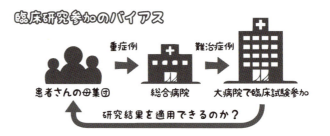

▶「交絡ってなに？」(74ページ)を参照．

いてしまうのです．

　また，研究への参加の段階での選択バイアスも考えられます．たとえば大病院で行われた研究ですと，大病院に受診するという時点で患者さんはかなり選択されている（より難治性の患者が多い）可能性が高いので，研究結果を一般の患者さん全体に当てはめる際に問題になります．研究への参加に同意をしてくれた患者さんと同意されなかった患者さんの間に背景に違いがあるというようなバイアスの可能性も頭に置かなくてはなりません．

9 情報バイアスってなに？

　情報バイアス（あるいは測定バイアス）は情報収集の過程で生じるバイアスです．2つの治療の効果を比較する場合に，治療効果を判定する医師が実際に行われた治療を知っていると先入観によって効果判定に影響が出てしまう可能性があります．皮膚所見，画像所見などのように効果判定に判定者の主観が入る場合に問題になります．

　患者さんの自覚症状で治療効果を判定する場合は患者さんが実際に行われた治療を知っていると，やはり情報バイアスが生じる危険性があります．ある薬を内服する群と内服しない群の比較試験であれば，患者さんは薬を飲んでいるということで自覚症状が改善したように感じてしまう可能性があります．

　また，これに関連したバイアスとして，担当医が実際に行われた治療を知ることによって，その他の診療内容に変化が生じてしまうことを実行バイアスといいます（たとえば，副作用の対策を加えるなど）．

　想起バイアスも情報バイアスの一種で，ケースコントロール研究でしばしば問題となります．たとえば，喫煙が肺がん発症に与える影響を解析するケースコントロール研究では，肺がん患者さんと肺がんを発症していない対象者のそれぞれにおいて，過去の喫煙を調査することになりますが，肺がん患者さんは対照者と比較して過去の喫煙の有無をより真剣に思い出そうとするかもしれないというようなことが挙げられます．

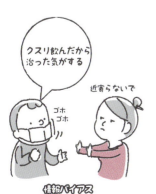
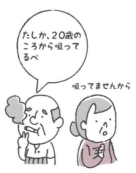

10 │ 交絡ってなに？
交互作用も同じ意味？

[a] 交絡

「交絡(confounding)」とは，ある結果に対して，ある因子がどのような影響を及ぼすかを知りたい場合に，第三の因子(交絡因子)が，両者の関係に影響を与えてしまう現象のことです．結果との関連が強く，かつ比較する群の間でバランスが異なるような因子が交絡因子になる危険性があります．たとえばマッチの所有と肺がんの発症の関連を調べてみると，おそらくマッチの所有者は肺がんの発症が有意に多いという結果になるでしょう．しかし，マッチの所有そのものが肺がん発症の原因になるとは思えません．これは喫煙という因子が交絡因子として働いたことによるものです．喫煙は肺がんの発症と関連しますし，かつマッチの所有者はマッチを所有していない人よりも喫煙者が多いということから交絡という現象を生じたのです．

　選択バイアスのところで説明した治療選択と重症度の関係も，重症度と治療選択が相関し，かつ重症度と治療効果が相関するため，治療の有効性に対して重症度が交絡因子として働くことになります．本当は治療Aのほうが効果が高いにもかかわらず，背景の重症度の違いのために治療Aの有用性が検出できなくなってしまうような場合は，重症度が治療効果を抑制してしまっているため，「抑制因子」と呼ぶこともあります．

[b] 交互作用

交絡と似た用語ですが，「交互作用(interaction)」は交絡とは異なります．変数Aが変数Bに及ぼす影響の大きさが第三の因子Cによって変化することを交互作用といいます．たとえば，ある治療を行うと若年者では生存期間が延長するのに対して，高齢者では生存期間の延長効果がみられないような場合，年齢が治療の有用性に対して交互作用を及ぼしていることになります．このような状況では年齢によって治療の効果が打ち消されているため，「相殺効果」が存在することになります．逆に，ある治療を行うと若年者では生存期間が延長しますが，高齢者ではさらに大きな生存期間の延長効果がみられるような場合は，「相乗効果」が存在するということになります．

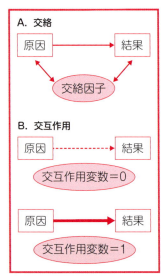

図8　交絡と交互作用
A：交絡因子の存在によって原因と結果の関係に影響が出る（見た目上の関係の変化であり，実際に交絡因子の有無で原因と結果の関係が異なるわけではない）．
B：交互作用の因子の有無で原因と結果の関係が異なる．

重症度と治療効果の関係に戻って考えますと，もし，背景の重症度によって治療Aと治療Bの有用性に差があるのであれば（たとえば軽症なら治療Aのほうが治療Bよりも有効で，重症なら治療Bのほうが治療Aよりも有効），重症度が交互作用として働くことになります．一方，重症度によって治療Aと治療Bの比較に変化が出るわけではないものの，治療Aと治療Bの背景の重症度の違いによって見た目上の比較結果に影響が出ているのであれば，重症度は交絡因子として働いていることになります．

11 その他のバイアスは？
症例減少バイアス，出版バイアス

　一部の患者さんが何らかの理由で途中で脱落することによって生じるバイアス（症例減少バイアス）もあります．「全身状態が悪くなって割り付けられた治療を受けられなかった」，「通院不可能となって評価不可能となった」などのような場合は，脱落症例を単純に除外して解析するとバイアスを生じます．ですので，研究に参加したにもかかわらず解析に含まれていない患者さんがいる場合は，その脱落理由を確認することが重要です．

　出版バイアスは，有意な結果がでなかった臨床試験は論文として発表されにくいというような傾向によるバイアスです．特にメタアナリシスなどで問題になりますが，EBMを実践する過程でエビデンスを収集する際にも影響する可能性があります．出版バイアスの影響を回避するために，現在は臨床試験は事前に登録，公開することが義務づけられています．事前登録については，わが国ではUMIN臨床試験登録システム（UMIN-CTR），海外ではClinicalTrials.govなどを利用することができます．医学雑誌の多くは，事前登録されていない臨床試験の結果は掲載しないという方針を公表しています．

▶「臨床試験登録ってなに？」（158ページ）を参照．

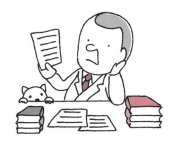

12 バイアスを小さくするためにはどのような方法があるの？

[a] 無作為割り付けによるバイアスの制御

バイアスを小さくするためにはさまざまな工夫が必要です．前方視的臨床試験の場合は，交絡因子のコントロールとして，無作為割付比較試験（randomized controlled trial：RCT）を行うことが理想的です．既知の交絡因子だけでなく，未知の交絡因子が存在していたとしても，無作為割り付けによってその影響を回避することができるからです．さらに情報バイアスを防ぐために盲検化（blindingまたはmasking），すなわち患者，治療者，効果の判定者に実際に行われている治療が知られないようにします．たとえば，ある薬剤の効果を調べたい場合，本当の薬剤（実薬）と，それと見た目はそっくりな偽物の薬剤（偽薬，プラセボ）を用いることで実際の治療がわからないようにします．被験者，判定者のいずれも治療がわからないようにするのが二重盲検試験（double-blind study）です．したがって，二重盲検無作為割付比較試験はさまざまなバイアスの問題を最小限に抑制できる臨床試験です．

[b] 後方視的研究でのバイアスの制御

一方，後方視的研究などで無作為化ができない場合には，適格条件を厳しく絞って均一な患者群だけを対象として解析する方法，各群から背景が揃った患者さんだけを抜き出してきて比較（マッ

■全体での解析

	治療A	治療B	P値
無効	420	420	0.13
有効	240	200	

 重症度で分けて解析すると…

■重症患者

	治療A	治療B	P値
無効	280	70	0.045
有効	140	20	

■軽症患者

	治療A	治療B	P値
無効	140	350	0.043
有効	100	180	

図9 治療Aと治療Bの効果の比較
重症患者で治療Aが選択されやすい傾向があった．全体の解析では有意差はないが，重症度で分けて解析すると効果の差が明らかになった．つまり治療選択のバイアスによって治療Aの効果が隠されていた．この2つの層を統合すると$P=0.0053$で，全体として治療Aが優れていることが確認された．

> 「多変量解析ってなに？どうやるの？」(116ページ)を参照.

チング)する方法，解析の段階で層別化解析あるいは多変量解析を行う方法が考えられます．適格条件を絞ることによって，背景を揃えた解析は行いやすくなりますが，症例数が減少してしまうこと，解析結果を一般の患者さんに当てはめにくくなることなどの問題があります．層別化解析については，たとえばマッチの所有と肺がん発症の研究であれば，喫煙者と非喫煙者に分けて解析すれば，マッチの所有が肺がん発症に関係していないことは明らかになるでしょう．しかし，複数の交絡因子が存在する場合には，それぞれの交絡因子でグループ化していくと，各群のサンプル数が小さくなって実質的な解析ができなくなってしまいます．このような場合には多変量解析でさまざまな交絡因子の影響を調整することがあります．

なお，喫煙者と非喫煙者のようにグループに分けて各グループの中での比較を行うことを「サブグループ解析」と呼び，バイアスを除去することを目的として各グループ(層)に分けて解析した結果を統合して，全体での比較を行うことを「層別化解析」と呼びます．

13 メタアナリシスの結果は信頼性が最も高いの？

[a] メタアナリシスとは？

複数の臨床研究の結果を統計学的に統合することによって，より信頼性の高い結果を得ようとするのが「メタアナリシス(meta-analysis)」です．一方，システマティックレビュー(systematic review)は臨床上の疑問について，明確に定義された手法に従って収集された文献情報に基づいて，批判的吟味を行いながら検討する手法ですが，必ずしも統計学的な解析は行われません．メタアナリシスはシステマティックレビューの一つ(統計学的統合を行うシステマティックレビュー)として位置づけられています．

メタアナリシスは既存の無作為割付比較試験の症例数が不十分で検出力が足りなかったり，ある特定の症例を対象としているために結果を他の集団に適応できるかどうかが不明であったり，あるいは複数の無作為割付比較試験で互いに結果が矛盾していたりするような場合に活用されます．通常は無作為割付比較試験だけを対象として統計学的な統合が行われますが，非無作為化試験の結果を含むメタアナリシスの結果も数多く報告されています．このような場合は無作為化試験に限定しても解析結果に違いがないかどうかの確認が行われます．

メタアナリシスは，時には膨大な研究を統合することによって過剰な統計学的検出力を持つことになる場合があり，臨床的に意味のない差も有意差として検出してしまう可能性が高くなります．したがって，統合結果の P 値だけをみるのではなく，オッズ比や相対危険度などの効果の大きさ（エフェクトサイズ）とその信頼区間に注目すべきです．

[b] メタアナリシスの方法

メタアナリシスも適切な方法で行われなかった場合には，誤った結論を生み出すことがあるので注意が求められます．たとえば，有意な結果が出た臨床試験ほど公表されやすいという出版バイアス（公表バイアス，publication bias）を避けるために，発表言語を限定せず，学会発表を含め，実際に行われたすべての臨床試験の全症例のデータを解析するように努める必要があります．臨床試験の検索方法，取捨選択の基準などについてはあらかじめ明確にしておき，研究を報告する際にもその作業過程を明記します（図10）．

複数の臨床研究の結果を統合する統計学的手法は，「固定効果モデル（fixed effect model：FEM）」と「ランダム効果モデル（random

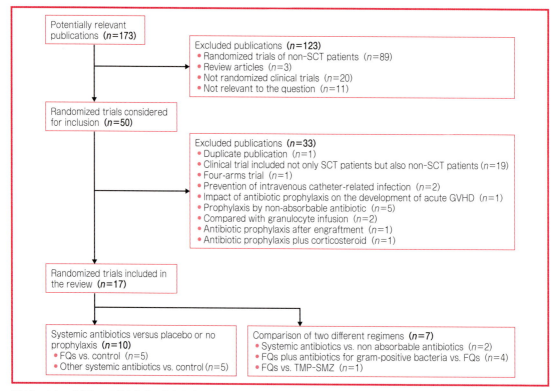

図10 メタアナリシスの対象とする臨床試験の検索過程の例
(Kimura S, Akahoshi Y, Nakano H et al：Antibiotic prophylaxis in hematopoietic stem cell transplantation. A meta-analysis of randomized controlled trials. J Infect **69**：13-25, 2014)

effect model：REM)」に分けられます．固定効果モデルは実際に行われた研究に基づく推定であり，それぞれの研究内のバラツキで重みづけを行って統合する手法により，対象とした研究全体における効果を評価します．一方，ランダム効果モデルは，対象としている研究は同様の研究を含む母集団からランダムに抽出されたものであるという前提に基づく推定であり，それぞれの研究内でのバラツキに加えて各研究間のバラツキも重みづけに用いて統合する手法によって，母集団における効果を評価します．すなわち前者は対象としている研究のなかでの効果を評価し，後者はより一般的な効果を評価する方法です．ランダム効果モデルのほうが保守的で有意差の検出感度は低くなります．

データを統合した結果をみるときには，まず各試験が均一であったかどうかについて検定結果をみます（図11）．しかし，均一性の検定の検出力は低いため，均一性が棄却されなかったとしても均一であると結論することはできません．そこでI^2値も参考にします．目安としてI^2値が25％以下なら異質性が低く（均一性が高く），25〜50％では中等度，50〜75％では高度，75％以上では極めて高度の異質性と判断されます．均一性に疑問が生じた場合には，不均一となっている原因（たとえば研究間の対象患者や研究デザインの違いなど）を探索

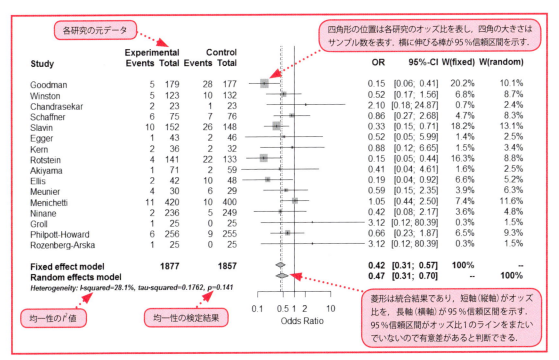

図11 メタアナリシスの結果を視覚的にわかりやすくする表示するフォレスト・プロット（forest plot）
上部に各研究の結果が羅列され，下部に統合した解析結果が示される．
（Kanda Y, Yamamoto R, Chizuka A et al：Prophylactic action of oral fluconazole against fungal infection in neutropenic patients. A meta-analysis of 16 randomized, controlled trials. Cancer **89**：1611-1625, 2000）

したり，他の研究と異なる研究を除外することによって均一性を保った場合の結果と比較したりするような対応が必要となります．

最後に，併合した結果から，各臨床試験を一つずつ除いて，あるいは出版されていない試験を除いて再計算することにより，結果の整合性が失われないかを検討する（感度分析，sensitivity analysis）などの方法で結論の頑健性を評価します．

[c] Individual patient data-based meta-analysis

近年は単に公表されているデータを用いて統合するだけでなく，個々の患者のデータを研究者から入手して解析に役立てるindividual patient data-based meta-analysisがより重視されています．個々の患者のデータを参照することによって，患者の最新の状況を把握できたり，患者の適格性や割り付けられた治療の完遂の有無を確認できたり，サブグループ解析（たとえば60歳以上の患者だけを抽出したメタアナリシス）を行えたりするなどの利点があります．しかし，実際にはすべての無作為割付比較試験の全患者のデータを入手することは困難であることも多いのが現状です．

14 | 批判的吟味の第一歩は研究デザインの確認
コホート研究と無作為割付比較試験を読むときの違いは？

批判的吟味の第一歩として，その臨床研究のデザインを見極めることが重要です．「臨床研究にはどういう種類があるの？」（65ページ）を読み返してしっかりと判断してください．コホート研究と無作為割付比較試験（RCT）では論文を読むときの注意点が異なります．

一般に，RCTは極めて限定された患者さんを対象としているので，コホート研究と比

表2 コホート研究と無作為割付比較試験の違い

	コホート研究	無作為割付比較試験
対象患者	多彩な患者	極めて限定された患者
治療割り付け	医療者あるいは患者が決定	無作為に割り付け
治療（介入）結果の評価	治療後に決定することも可能（希少な出来事も対象にできる）	治療開始前に決定
観察期間	長期観察が可能なことが多い	概して観察期間は短い
解析	交絡に対処するために多変量解析が必要	比較的シンプル

(Rochon PA, Gurwitz JH, Sykora K et al：Reader's guide to critical appraisal of cohort studies：1. Role and design. BMJ **330**：895-897, 2005)

較すると，解析結果を一般の患者さんに当てはめにくいという欠点があります．治療方法についてはRCTでは無作為に割り付けられますが，コホート研究では担当医あるいは患者さんによって決定されますので，ここでさまざまな選択バイアスを生じる可能性があります．治療の結果を評価する方法については，RCTでは事前に定められていますが，コホート研究では研究計画時（後方視的コホート研究ならすでに治療が行われた後）に決定されます．そのため，患者さんによっては正確な評価ができないこともあります．観察期間は，通常はコホート研究のほうが長くなります（特に後方視的コホート研究の場合）．統計解析は，コホート研究ではさまざまなバイアスに対する対処が必要になりますが，RCTでは背景因子は比較群間で均等に割り付けられていると想定されますので，比較的シンプルです．

このような違いがありますので，批判的吟味における注意点も自ずから異なってきます．

15 観察研究の文献を批判的吟味する際の注意点は？

観察研究はさまざまなバイアスの影響を受けている可能性があるので，それらのバイアスが存在しないか，あるいはバイアスに対してしっかり対処した解析が行われているかどうかがポイントになります．

ポイント①：選択バイアスは大丈夫？

観察研究で異なる治療法を比較する場合は，まず治療方針がどのよ

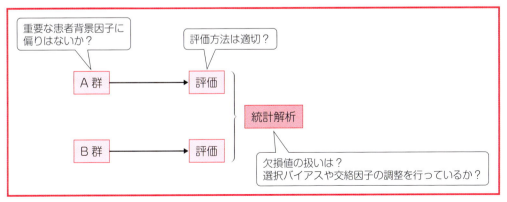

図12 観察研究の文献の批判的吟味

うにして決定されたかに注目します．論文のなかでは，通常は「方法（Patients and Methods）」のところに記載されています．主治医の判断によって決定されていた場合は，比較する群間で患者背景が大きく異なる可能性があり，選択バイアスの原因となります．年代によって治療方針が変更されたような場合（ある時点までは全患者さんが治療A，ある時点からは全患者さんが治療Bというような場合）は選択バイアスの影響は受けにくくなりますが，その他の治療法の変化（たとえば抗がん化学療法の比較であれば，感染症対策などの支持療法は年代が新しくなるほど改善しているかもしれない）について考察する必要があります．

▶ 観察研究の報告のためのSTROBE声明（批判的吟味のチェックリストとしても役立つ）
- Vandenbroucke JP, von Elm E, Altman DG et al：Strengthening the Reporting of Observational Studies in Epidemiology (STROBE)：explanation and elaboration. Epidemiology **18**：805-835, 2007

表3 コホート研究のチェックリスト

1. エビデンスに関する記述
①評価する曝露もしくは治療法は何か ②評価する結果は何か ③研究デザインは何か ④研究対象集団は何か ⑤主たる研究結果は何か
2. 内的妥当性：因果性の有無のどちらの場合にも考慮すべき点
①研究結果に，観察バイアスの影響がありそうか ②研究結果に，交絡の影響がありそうか ③研究結果に，偶然変動の影響がありそうか
3. 内的妥当性：因果性ありとする場合に考慮すべき点
①時間性について正しい関連があるか ②関連は強いものか ③量-反応関係があるか ④研究内で結果が一貫しているか ⑤研究内で特異性があるか
4. 外的妥当性：研究結果の一般化
①研究結果は，研究対象規定に適格な人全体に適用できるか ②研究結果は，母集団全体に適用できるか ③研究結果は，適当な他集団にも適用できるか
5. 他のエビデンスとの結果の比較
①他のエビデンスと一致した結果であるか ②すべてのエビデンスからみて，何らかの特異性が示唆されるか ③研究結果は，生物学的メカニズムの点で妥当なものか ④重要な影響・効果がみられた場合，曝露の分布と結果事象の分布は一致するか

[Minds診療ガイドライン選定部会（監）：Minds診療ガイドライン作成の手引き，医学書院，東京，p28，2007より改変]
（Elwood M：Critical Appraisal of Epidemiological Studies and Clinical Trials, Oxford University Press, Oxford, p296, 1998／林邦彦：コホート研究の読み方・チェックリスト．EBMジャーナル **2**：620-623, 2001）

- コホート研究の批判的吟味に関する文献
- Rochon PA, Gurwitz JH, Sykora K：Reader's guide to critical appraisal of cohort studies：1. Role and design. BMJ **330**：895-897, 2005
- Mamdani M, Sykora K, Li P et al：Reader's guide to critical appraisal of cohort studies：2. Assessing potential for confounding. BMJ **330**：960-962, 2005
- Normand SL, Sykora K, Li P et al：Readers guide to critical appraisal of cohort studies：3. Analytical strategies to reduce confounding. BMJ **330**：1021-1023, 2005

ポイント②：他の交絡因子の影響は？

解析結果が交絡因子の影響を受けていないかどうかをみるためには，まずは交絡を生じる可能性がある因子をリストアップすることが必要です．すなわち，結果に影響を与える可能性がある因子を過去の文献などを参考にして拾い上げます．もし，これらの因子が，比較する群の間で不均等になっていると交絡因子として解析結果に影響を及ぼします．通常は論文の最初の表（「表1（Table 1）」）に各群の患者さんの背景が記載されているので，その表を調べてみましょう．統計学的に有意な不均等でなくてもバイアスになることがあります．

ポイント③：欠損データの扱いは？

後方視的コホート研究では，患者背景などのデータに欠損がある場合があります．欠損値を単純に除外するとバイアスを生じる可能性があります．欠損値がわずか，あるいは偶然に生じたと推測できる場合は除外しても大きな問題はありませんが，欠損患者とそれ以外の患者で結果に差がないことは確認しておく必要があります．また，欠損値に他の症例のデータから推測される値を当てはめるような解析方法も行われることがあります［代入法（imputation）や多重代入法（multiple imputation）］．欠損値の状況も「表1（Table 1）」から把握しましょう．

ポイント④：評価は公正に行われている？

評価項目に主観の要素が影響する場合は，観察研究では患者さんや判定者は実際に行われた治療を知っているので，それが判定に影響す

表4 ケースコントロール研究のチェックリスト

1. 症例群は疾患発生時に研究に参加しているか
有病症例の危険因子は，疾患発症後の期間と関係する
2. 対照群と症例群は，問題となる要因の有無以外は同じ条件か
バイアスがない比較によって妥当（validity）な相対危険度の推定ができる
3. 対照群と症例群ともにバイアスをかけないように要因の有無を調査したか
要因の測定バイアスは相対危険度の推定値に影響する

［Minds診療ガイドライン選定部会（監）：Minds診療ガイドライン作成の手引き，医学書院，東京，p29，2007より改変］
［Fletcher RH, Fletcher SW, Wagner EH：Clinical Epidemiology：The essentials, 3rd ed, Williams & Wilkins, Baltimore, 1996／福井次矢（監訳）：臨床疫学：EBM実践のための必須知識，メディカルサイエンスインターナショナル，東京，p281-282, 1999］

る情報バイアスが問題になります．また，行われた治療によって他の診療内容にも変化が生じる実行バイアスも考慮しなくてはなりません．判定の方法は「方法（Patients and Methods）」に，バイアスへの対処は「方法（Patients and Methods）」または「結果（Results）」に，また，場合によっては「考察（Discussion）」にバイアスの影響について説明が加えられている場合もあります．

ポイント⑤：解析段階でバイアスの対処は行われている？

解析段階でこれらのバイアスについてどのような対処が行われているかが重要です．選択バイアス，交絡因子に対しては，マッチング，層別化解析，あるいは多変量解析による調節が行われます．また，傾向スコアを使用した解析もしばしばみられます．傾向スコアは，ある治療が行われたかどうかを従属変数，他のさまざまな背景因子を独立変数としたロジスティック回帰によって，それぞれの患者さんについて，その治療を受ける確率を計算した数値です．

▶「傾向スコアってなに？」（126ページ）を参照．

統計解析での対処方法は「方法（Patients and Methods）」の「統計学的手法（Statistical analyses）」に記載されているはずですが，「考察（Discussion）」にもバイアスについて説明が書かれていることが多いです．

自分でやってみよう！
コホート研究の論文を批判的吟味してみよう

架空の後方視的コホート研究の論文を題材として批判的吟味を練習してみましょう．

〈背景〉
　Ⅲ～Ⅳ期の○○がんに対する初期治療としてはA療法が標準治療として行われているが，新規治療薬を併用したB療法の有用性が期待されている．B療法はすでに保険診療として実施可能であるため，診療現場で主治医や患者の判断で行われてきた．

〈方法〉
　△△県内の7医療施設で初期治療としてA療法あるいはB療法を受けたⅢ～Ⅳ期の○○がん患者のデータを収集し，解析を行った．主要評価項目は無増悪生存期間とし，副次的評価項目として全生存期間，有害事象などの評価を行った．統計解析では，交絡因子になり得るような背景因子について単変量解析でスクリーニングを行い，$P<0.05$となった因子について多変量解析モデルに含めることによって背景因子の調整を行った．

〈結果〉
　A療法，B療法を受けた患者の背景には有意差はみられなかった．

Table 1 患者背景

	Treatment A	Treatment B	P value
Age	73.0（S.D. 8.1）	70.5（S.D. 8.3）	0.12
Sex（Male/Female）	31/26	25/22	1.00
ECOG PS[#]（0-1/2-4）	42/15	41/6	0.14
Stage（Ⅲ/Ⅳ）	40/17	24/23	0.068
Tumor marker X	245.2（S.D. 325.2）	385.3（S.D. 516.5）	0.095

[#]ECOG PS（performance status）：患者の全身状態の指標で，数字が大きいほど全身状態が悪い．

　単変量解析では無増悪生存期間の中央値はA療法が15.2ヵ月，B療法が19.6ヵ月で，両者の無増悪生存曲線をLogrank検定で比較すると$P=0.049$であり，有意差がみられた．背景因子については，ECOG PSと腫瘍マーカーXが単変量解析で無増悪生存に対して$P<0.05$となったので，これらの因子を独立変数に加えてCox比例ハザードモデルによる多変量解析を行ったところ，B療法のハザード比は0.80（95％信頼区間0.60-1.03，$P=0.075$）で有意差は確認されなかった．
　しかし，さまざまなサブグループ解析を行ったところ，Ⅳ期の症例においてはECOG PSと腫瘍マーカーXで補正してもB療法後の無増悪生存が有意に優れていた．
　また，グレード4の好中球減少症は，B療法で増加する傾向（$P=0.071$）がみられたものの，全生存期間，有害事象には有意差がみられなかった．

> 〈結論〉
> B療法はIV期の○○がんに対して有用な治療法である．B療法の有害事象はA療法と比較して同等であった．

■ 批判的吟味の実践

[a] リサーチクエスチョン(RQ)

まず，RQを確認しましょう．PICOは，

P 未治療のIII〜IV期の○○がんを有する患者に対して，
I 初期治療としてB療法を実施することは，
C 初期治療としてA療法を実施することと比較して，
O 無増悪生存期間を延長するか？

です．RQは明確に定義されているようです．

[b] 研究デザインの確認

研究デザインはどうでしょうか？7つの医療施設ですでに実施された治療結果を調査する後方視的コホート研究です．無作為割付比較試験ではありませんので，患者背景の偏りに注意が必要です．重要な点は，診療現場においてどのような判断でA療法，B療法が選ばれていたのかという点ですが，論文ではしばしば記載されていません（単に「主治医判断(at the discretion of attending physicians)」という記載が多くみられます）．

[c] バイアスの影響の推測

そこで，Table 1の患者背景をしっかりと眺めましょう．患者背景に有意差はなかったと記載されてはいますが，有意差がないからといって，バイアスにならないわけではありません．実際，B療法のほうが若い患者さん，PSの良好な患者さん（条件の良い患者さん）が多いという傾向があるようです．逆に，IV期の進行期の患者さんや腫瘍マーカーの高い患者さん（条件の悪い患者さん）もB療法のほうが多いようです．

[d] バイアスの補正

これらの影響を補正するために，この研究ではまず単変量解析でこ

れらの背景因子が無増悪生存期間に及ぼす影響を評価して，有意となった背景因子を多変量解析に組み込むことによって患者背景のバイアスを取り除こうとしています．年齢やステージは単変量解析で有意にならなかったので補正には用いられていません．しかし，理論的に予後に影響を及ぼす可能性が高い因子は，(症例数が十分にあるのであれば) 多変量解析のモデルに入れておくほうがよかったのではないかと思われます．また，単変量解析でスクリーニングをかけるにしても，抑制因子の影響を考慮して，$P<0.05$ となる背景因子だけでなく，P 値の閾値を少し高めに設定して $P<0.10 \sim 0.20$ の背景因子は多変量解析に投入するほうがよいかもしれません．

▶「多変量解析の独立変数はどうやって選ぶの？」(117ページ)を参照．

　また，細かな点ですが，Table 1 で腫瘍マーカーが平均値と標準偏差 (S.D.) で表されているので，正規分布する連続変数として扱われているようです．腫瘍マーカーのように腫瘍の指数関数的な増殖を表す変数は正規分布することは期待できず，対数変換すると正規分布に近づくことがあります．

　年齢やステージも多変量解析に入れればどのような結果になっていたかが気になりますが，少なくとも著者らの方法においては B 療法による無増悪生存期間の有意な延長は示されなかったようです．$P=0.075$ ですので，症例数が増えれば有意差が得られる可能性はありますが，この研究の時点では「B 療法による無増悪生存期間の有意な改善はみられなかった」というのが妥当な結論でしょう．

[e] 結果の解釈と結論

　ところが著者らはさまざまなサブグループ解析を行って，IV 期の症例では B 療法による有意な無増悪生存期間の改善が得られたことから，それを結論として前面に出しています．これは正しい結論ではありません．サブグループ解析を行うことはかまわないのですが，(特に元々の研究計画書で計画されていない解析を行った場合) サブグループ解析の結果には慎重な解釈が必要です．さまざまな解析を繰り返すことで偶然に有意な結果が得られる確率が高くなってしまうからです．サブグループ解析の結果は今後の研究で検証されるべき仮説という扱いにとどめておくべきでしょう．

　また，グレード 4 の好中球減少症が B 療法で増加する傾向 ($P=0.071$) がみられています．有意差にはなっていませんが，有意でないからといって「有害事象は同等である」と結論するのは正しくはありません．これも症例数が少ないために有意差に至らなかっただけの可能性があるからです．

無増悪生存が適切な主要評価項目であるかどうかについても考察が必要です．仮に無増悪生存期間が有意に延長したとしても，全生存期間に差がないのであれば，まずは治療Aを行って，その後に増悪がみられてからB療法に移行すればよい，という解釈も成立します．無増悪生存と無病生存のどちらを主要評価項目にすべきかについては，両者にどれぐらいの関連があるか，quality of life（QOL）はどうかなどさまざまな要素について検討すべきでしょう．

16 | 無作為割付比較試験ならバイアスの心配はないの？

無作為割付比較試験でもさまざまなバイアスが含まれている可能性があります．無作為割付比較試験の文献を批判的吟味する際には，以下のバイアスについて注意する必要があります．

ポイント①：無作為割り付けは適切に行われている？

無作為割り付けを行っても偶然に患者背景に偏りが生じてしまう可能性があるので，重要な交絡因子については層別化割り付けを行うことがあります．また，担当医が症例を登録する前にどちらの群に割り付けられるかを予測できてしまうと症例の登録に偏りが発生する可能性があるため，無作為割り付けは試験の研究者以外の誰か（多施設共同試験であれば中央事務局）によって行われなければなりません．ID番号の偶数，奇数で分けるような方法や，各施設で封筒の中身を引いて割り付けるような方法は適切ではありません．

ポイント②：割り付けは二重盲検化されている？

また，評価項目に主観の要素が影響する場合は，実際にどちらの群に割り付けられたかを患者さんあるいは判定者が知ることによってバイアスを生じる可能性があります．また，割り付けられた治療がわかることによって，他の診療内容に変化が生じてしまう実行バイアスの危険性もあります．したがって，プラセボを用いた二重盲検化（double-blinded）が望まれます．

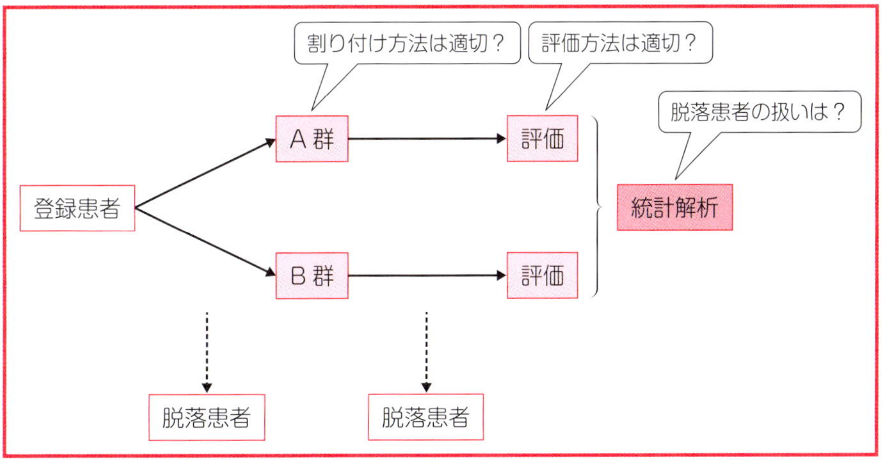

▶ 無作為割付比較試験の報告のためのCONSORT声明2010年版（批判的吟味のチェックリストとしても役立つ）
Schulz KF, Altman DG, Moher D：CONSORT Group. CONSORT 2010 statement：updated guidelines for reporting parallel group randomized trials. Ann Intern Med **152**：726-732, 2010

▶「無作為割り付けの方法は？」(135ページ)を参照．

図13 無作為割付比較試験の文献の批判的吟味

プラセボの使用が困難である場合には，医師や患者さんは割り付けられた治療を把握してしまうものの，割り付けを知らない独立した判定委員会が試験結果の評価を実施するというPROBE（prospective randomized open blinded-endpoint）法が用いられることもあります．担当委員が判定委員会に報告する段階でバイアスを生じる可能性があるので二重盲検法よりは劣りますが，プラセボを使用できない場合の次善の策として考えられます．

ポイント③：解析対象症例は適切に設定されている？

　さらに，無作為化された後に実際には割り付けられた治療を受けなかった患者さんを解析時にどのように扱うかについても注意が必要です．たとえば全身状態が悪くなったために治療を受けなかった患者さんを除外して解析すると，状態の良い患者さんだけの解析になり，バイアスを生じます．したがって，一般的に行われる解析方法はITT（intention-to-treat）解析，すなわち実際には割り付けられた治療を受けていなかったとしても，その患者は割り付けられた群に含めて解析する手法です．あるいは，適格条件を満たさなかった症例など，解析に影響を与えない症例だけを除外したfull analysis set（FAS）での解析が行われます．ただ，これらの解析方法では両群の差を検出しにくくなりますので，ITT解析での結果を報告の中心におきながらも，それに加えて実際にプロトコール通りに治療を受けた患者での解析（per protocol set解析：PPS解析）の結果などを含めて報告することもあります．

表5　無作為割付比較試験のチェックリスト

1. 研究方法は妥当か
〈第一の基準〉 ①治療への患者割り付けは無作為化されているか ②治療に組み込まれたすべての患者が結果に含まれているか 　・追跡は完全か 　・患者は割り付けられた群として解析されているか 〈第二の基準〉 ①患者，医師，評価者が盲検化されているか ②研究の開始時に比較する両群の背景に違いはないか ③比較しようとする治療以外は等しく扱われているか
2. 結果は臨床的に重要か
①治療効果の大きさはどのくらいか ②治療効果の推定はどのくらい正確か
3. 結果は目の前の患者のケアに役立つか
①結果を目の前の患者に適用できるか ②すべての臨床上重要な転帰が考察されているか ③その治療による利益は，副作用や費用を上回るものか

［Minds診療ガイドライン選定部会（監）：Minds診療ガイドライン作成の手引き，医学書院，東京，p29，2007より改変］
（Guyatt GH, Sackett D, Cook D：User's guides to the medical literature. Ⅱ. How to use an article about therapy or prevention. A. Are the results of the study valid? JAMA **270**：2598-2601, 1993／松島雅人：ランダム化比較試験の読み方・チェックリスト．EBMジャーナル **2**：638-643, 2001）

自分でやってみよう！
無作為割付比較試験の論文を批判的吟味してみよう

架空の無作為割付比較試験の論文を題材として批判的吟味を練習してみましょう．

〈背景〉
スタチンは脂質異常症の標準的な治療薬であるが，新規治療薬Aを併用することによって心血管イベント発生をさらに抑制することが期待されている．

〈方法〉
総コレステロール250mg/dL以上の脂質異常症を有する成人患者を対象として，プラバスタチン（10mg/日）単独療法群とプラバスタチンと新規治療薬Aを併用する群に無作為に割り付けて，主要評価項目として冠動脈イベントの発症を比較する無作為割付比較試験を行った．冠動脈イベントの定義は，突然心臓死，心筋梗塞，不安定狭心症，冠動脈インターベンション（バイパス術を含む）の実施とした．治療効果の評価はITT解析で行った．プラセボを用いていないため，医師，被験者は治療内容を把握していたが，治療効果の評価は割り付けを知らない独立した委員会が実施した．

〈結果〉
9,547人が登録され，このうち適格条件を満たさなかった症例を除く9,326人が単独群（4,660人），併用群（4,666人）に無作為に割り付けられた．割り付けられた全症例が解析対象となった．生存者の観察期間の中央値は5.2年であった．

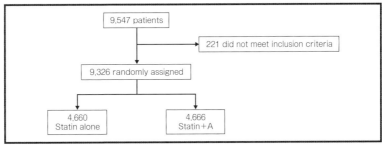

Figure 1 登録患者の割り付け

5年イベント発生率は単独群で4.1％，併用群で3.2％と，併用群でイベント発生が有意に少なかった（ハザード比0.78，95％信頼区間0.66-0.92，$P=0.037$）．特に，登録時にすでに冠動脈イベントの既往があった群（二次予防群）で併用の効果は顕著であったが（12.2％ vs. 8.0％，$P=0.031$），登録時に冠動脈イベントの既往のなかった群（一次予防群）では，併用の予防効果は示されなかった（1.8％ vs. 1.6％，$P=0.28$）．そこで，一次予防群のなかでさらに冠動脈イベントの危険因子（高コレステロール血症，高中性脂肪血症または低HDLコレステロール血症，高BMI，糖尿病，高血圧）の数で層別化するサブグループ解析を行ったところ，危険因子の数が3個以下の群では冠動脈イベントの発生率に差はみられなかったが（1.4％ vs. 1.3％，$P=0.34$），4個以上の群では併用療法群で有意に冠動脈イベント発生が低下していた（4.6％ vs. 2.7％，$P=0.015$）．

> 〈結論〉
> スタチンと治療薬Aの併用は脂質異常患者の冠動脈イベントの予防に有用である．

■批判的吟味の実践

[a] リサーチクエスチョン(RQ)

まず，RQを確認しましょう．PICOは，

P 総コレステロール250mg/dL以上の脂質異常症を有する成人患者に対して，
I プラバスタチンと治療薬Aの併用療法を実施することは，
C プラバスタチン単独療法を実施することと比較して，
O 冠動脈イベントの発生を減少させるか？

です．RQは明確に定義されているようです．

[b] 研究デザインの確認

研究デザインは無作為割付比較試験です．盲検化はされていませんが，割り付けを知らない独立した委員会が評価するPROBE法が用いられていました．解析はITTで行われているので，解析対象者の選択によるバイアスは避けられています．

[c] 登録段階で患者選択されていないか？

患者背景の表は省略していますが，一般的な脂質異常症患者群と大きな差はないため，幅広く脂質異常患者への一般化は可能であると考えられます．

[d] 結果の解釈と結論

5年イベント発生率は単独群で4.1％，併用群で3.2％と，併用群でイベント発生が有意に少ないという結果でした．ただ，単純に発生率からNNT(number needed to treat)を計算すると $1 \div (0.041 - 0.032) = 111$ であり，111人に治療薬Aを加えるとようやく1人の冠動脈イベントを予防できるという計算になります．この数字については，治療薬Aの副作用や医療費を合わせて解釈しなくてはなりません．

また，一次予防群と二次予防群で分けると，二次予防群ではNNT

は 1 ÷ (0.122 − 0.080) = 23.8 と低下しましたが，一次予防群では有意な併用効果はみられませんでした．しかし，一次予防群のなかでも冠動脈イベントの危険因子が多い患者では，併用療法群で有意に冠動脈イベント発生が低下していました［4.6％ vs. 2.7％，NNT = 1 ÷ (0.046 − 0.027) = 52.6］．

　これらのサブグループ解析の結果は慎重に判断しなくてはいけませんが，不必要に併用療法が行われる患者さんを減らすために，これらのサブグループ解析の結果に基づいて，より併用療法の有効性が明らかとなる群を対象とした臨床試験が計画されることが望まれます．

17 メタアナリシスの文献を批判的吟味する際の注意点は？

メタアナリシスの結果は重要なエビデンスとして位置づけられる傾向にありますが，適切な方法で行われた研究かどうかに注意が必要です．統計学的な統合の操作はReview Manager(RevMan)やEZR(Easy R)などの統計ソフトを利用することによって一見簡単に実施できてしまうのですが，文献の網羅的検索，データの抽出，統合，解釈の過程は綿密な計画と多大な作業を必要とします．

ポイント①：統合する研究は適切に選択されているか？

出版バイアスの影響を受けないように網羅的な検索が行われているかどうかを見極めます．臨床試験の検索方法，取捨選択の基準が記載されているはずですので，確認します．重要な論文が抜け落ちていないか目を通しましょう．

ポイント②：統合する研究の品質は保たれているか？

品質の悪い研究を統合しても品質の良い結果は生まれませんので(Garbage in, garbage out)，対象とする研究の中身を吟味しましょう．メタアナリシスは通常は無作為割付比較試験だけを対象とするのですが，無作為割付比較試験があまり行われていない場合はコホート研究の結果を含めることもあります．その際には，無作為割付比較試験だけで統合した結果と全体の統合結果に差がないことを確認します．個々のコホート研究で背

表6　メタアナリシスのチェックリスト

1. 結果は信頼できるか
①自分の臨床的疑問について明確に答えているメタアナリシスか ②一次研究の選択基準は適切か ③一次研究の検索方法は適切か．重要な一次研究が見逃されていないか ④メタアナリシスの対象となった個々の一次研究の信頼性が評価されているか ⑤個々の一次研究の結論は一致しているか ⑥個々の一次研究が対象とした患者群の臨床的特徴が述べられているか
2. 結果は何か
①メタアナリシスの結論は何か ②結論はどれくらい正確か
3. 結果は目の前の患者のケアに役立つか
①結果を目の前の患者に適用できるか ②すべての臨床上重要な転帰が考察されているか ③その治療による利益は，副作用や費用を上回るものか

[Minds診療ガイドライン選定部会(監)：Minds診療ガイドライン作成の手引き，医学書院，東京，p26, 2007より改変]
[Oxman AD, Cook DJ, Guyatt GH：User's guides to the medical literature. VI, How to use an overview. Evidence-Based Medicine Working Group. JAMA 272：1367-1371, 1994／野口善令，福井次矢：データ統合型研究(メタ分析，決断分析，費用効果分析)の読み方・チェックリスト．EBMジャーナル 2：624-630, 2001]

景因子に群間の差がなかったかも重要です．また，無作為割付比較試験についても，割り付けは適切に行われているか，盲検化されているか，などについて確認しましょう．

ポイント③：統合する研究は均一な研究か？

同じようなリサーチクエスチョンで行われた研究でも，研究方法にはさまざまな相違点があります．それが個々の研究の結果の差異を生み出すことがあります．メタアナリシスの統合結果をみるときには，I^2値や均一性の検定結果をみましょう．不均一である場合にはその原因がしっかりと考察されているかも問題になります．また，感度分析が適切に行われているかも確認しておきましょう．

ポイント④：本当に重要な効果が示されているか？

メタアナリシスは，時には複数の研究を統合することによって強力な統計学的検出力を発揮します．そのために臨床的に意味のないような差もしばしば有意差として検出されてしまいます．そのため，統合結果のP値だけでなく，オッズ比や相対危険度などの効果の大きさ（エフェクトサイズ）とその信頼区間に注目しましょう．

18 診断の文献を批判的吟味する際の注意点は？

診断の研究は，ある診断テストや診断手技が，ある疾患の診断の判断に役立つかどうかを評価するために，その診断テストや診断手技による判定結果と，ゴールド・スタンダード（診断のための最も信頼できる検査）による判定結果を比較します．

ですので，まず重要な点は比較対象となった診断方法が本当にゴールド・スタンダードといえるものかどうかです．病理診断で確定診断できる疾患では，病理診断がゴールド・スタンダードとして適しています．しかし，疾患によっては病理診断のような強力な診断方法がない場合や，患者さんの状態によっては病理診断のための組織を得ることが難しいような場合もあります．そのような場合には既存の診断方法のなかで，最も診断能力が高いと考えられている方法をゴールド・スタンダードにするしかありません．

また，評価対象の診断方法の判定するときに，ゴールド・スタンダードによる判定結果がわかってしまっていると，判定に影響が出て

しまう可能性があります．特に，画像診断や身体所見などのように客観的な判定が難しい診断方法の場合に問題になります．したがって，判定に主観的な要素が含まれる診断方法の評価においては，その結果の判定は，ゴールド・スタンダードの判定結果を伏せた状態で行われなくてはなりません．

　主観的な要素が含まれる診断方法の判定では，異なる評価者が判定しても同じ結果が再現されるかどうかも問題になります．その場合，複数の評価者で検査結果が一致するかどうかが重要なポイントになります．その際にはκ係数が参考になります．

▶ κ係数については「2つの定性検査結果が一致しているかどうかはどうやって判定するの？」(63ページ)を参照．

第2部

臨床研究に挑戦しよう

臨床研究のフローチャート

STEP 1 臨床研究テーマの決定

STEP 2 コンセプトシートの作成
- 対象患者の設定
- 主要評価項目の設定
- 研究デザインの設定
- 解析方法の設定

前方視的研究

STEP 3P 研究計画書・説明同意文書・症例報告書の作成
- 介入試験ではモニタリングや必要に応じて監査の手順書も作成します.

STEP 4P 倫理審査, 臨床試験登録
- 倫理委員会の承認を受けて, 臨床試験登録を終えてから研究を開始します.

STEP 5P 臨床試験開始, モニタリング

STEP 6P 症例報告書回収, モニタリング, 必要に応じて監査

STEP 7P データ固定, 統計解析

STEP 8P 学会発表, 論文発表

後方視的研究

STEP 3R 研究計画書の作成, 倫理審査, オプトアウト
- 後方視的研究でも研究計画書の作成と倫理審査は必要です.

STEP 4R データベースの作成, データ収集

STEP 5R データ固定, 統計解析
- 欠損値や外れ値を考慮してデータを固定します.
- 後方視的研究の統計解析はバイアスの問題が大きくなるため, 前方視的な無作為割付比較試験よりも複雑になることが多いですが, 通常はまずは単変量解析を行って, 次にバイアスに対処する解析（多変量解析など）に進みます. ただし, マッチングを計画していた研究では単変量解析の前にマッチングを行います.

STEP 6R 学会発表, 論文発表

A 臨床研究のテーマの決定

1 臨床研究のテーマはどうやって決めるの？
そもそも，なんで研究するの？

[a] 臨床研究のモチベーション

臨床研究のテーマをどのようにして選ぶか？ という疑問は，臨床研究に関して最も頻繁に受ける質問の一つです．これは，なぜ臨床研究を行うのか？ という疑問とも関係してきます．冒頭の「本書の到達目標」のところでも述べたように，EBMを実践していると，しばしば十分なエビデンスが見つからない場面に遭遇します．その状況を改善するには，臨床研究によって新たなエビデンスを作り出すしかないのです．良い研究を行うためには，まず臨床研究についてしっかりと勉強する（≒本書を熟読する）必要がありますし，実際に研究計画を立てて実践していく作業はかなりの労力を要します．それでも臨床研究を手掛けていこうという推進力にはどのようなものがあるでしょうか？ まずはシンプルに医療を改善したい，将来の患者さんの治療に貢献したいという願望でしょう．知らないことを知りたい，という探究心もあります．研究成果が出版物として公表されることの喜びも，次の研究の原動力になります．また，緻密に計画を立てて完遂していく作業は芸術作品を完成させるような喜びもあるかもしれません．これらはいずれも臨床研究を行う動機として健全なものだと思います．一方，研究成果や論文を出世の道具ととらえると，データのねつ造など，研究不正につながりかねません．

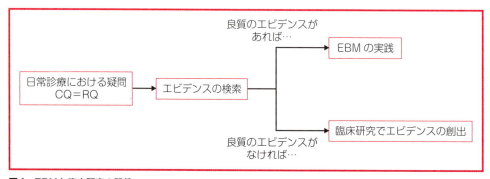

図1 EBMと臨床研究の関係
CQ：クリニカルクエスチョン，RQ：リサーチクエスチョン

[b] やはり診療現場のクリニカルクエスチョンが大事

したがって，臨床研究のテーマは一般的には，診療現場のクリニカルクエスチョンから発生することがほとんどです．しかし，研究の入り口は自分が実際に体験したクリニカルクエスチョンでなくてもかまいません．教科書や論文を読んでいて疑問に感じたことでもよいのです．重要なことは，自分が感じた疑問を大切にして，こまめにメモしておくということです．私の感覚では100個の疑問点をメモしたとしても，実際に臨床研究として成立するのはせいぜい1〜10個ぐらいでしょう．

その他の90〜99個は，なぜ研究テーマにならないのでしょうか？次項の「FINERによる臨床研究のテーマの評価」でも触れていますが，臨床研究の優れたリサーチクエスチョンには，FINER，すなわち「実現可能であること(Feasible)」，「興味深いこと(Interesting)」，「新規性が高いこと(Novel)」，「倫理的であること(Ethical)」，「重要であること(Relevant)」が求められます．臨床的に意義の高い研究テーマであっても，症例数の制限や研究費の制限で実現が不可能ということもしばしばです．

一方，FINERのすべてを満たしていなければ臨床研究を行う価値がないかというと，そうではありません．すでに過去に海外で大規模な研究が行われているようなテーマであったとしても，日本人におけるデータを得ることは重要ですし，多くの医療スタッフにとって興味を持たれるようなテーマでなかったとしても，しっかりと文献に臨床研究の結果を記録していくことは重要です．

臨床研究のテーマが生まれるまでの異なる流れとして，基礎研究で得られた成果を臨床研究に応用する，いわゆる橋渡し研究(translational research：TR)もあります．ただ，このような場合も，元々の基礎研究は，診療現場で満たされていないニーズ(unmet needs；有効な治療法のない疾患など)がきっかけとなっていることが多いのではないかと思います．

2 FINERによる臨床研究のテーマの評価
この研究って重要？

臨床研究も診療現場の疑問を解決するために行われます．この疑問を定式化したものがリサーチクエスチョンです．クリニカルクエスチョンと同じで，PICOあるいはPECOで構成されます．PICOの場合は何らかの診療への介入を評価するので介入研究を行うことになり，PECOの場合は何らかの曝露の影響を評価するので観察研究になります．ただし，日常診療での治療介入を評価することによって，PICOを観察研究で取り扱うこともあります．

さまざまなリサーチクエスチョンに基づいて臨床研究が行われていますので，当然，そのなかには臨床的な意義の高いリサーチクエスチョンもあれば，そうでないものもあります．その重要度を見極めるためにはやはり臨床経験が必要ですが，FINER[1]に沿って評価するとわかりやすくなります．

Fは「Feasible」であるかどうか，すなわち症例数，研究者の経験，時間，研究費，評価の範囲などから臨床研究が実現可能かどうかです．これは自分自身で新たな研究を計画する際には必ず検討しなければなりません．特に症例数はしばしば最大の障壁になります．研究計画を考える段階で，必要症例数がどれぐらいかを見積もる必要があります．

Iは「Interesting」であるかどうか，すなわち，その領域の同僚，研究者たちにとって興味深いものであるかどうかです．ですので，自身で研究を計画する場合は，周囲の人々の意見を聞いてみることが重要です．

Nは「Novel」であるかどうか，すなわち新規性を問うものです．すでに確立されている事実を単純に繰り返すことは賢明ではありません．したがって，研究を計画する前に過去の文献について入念な調査が必要です．しかし，過去に一つでも報告があれば，もう研究を行う意味はないということではありません．たとえば欧米で行われた研究結果が日本人においても再現されるかどうかを確認することは意義がありますし，ある研究で示された結果が同じようなデザインの追試で逆転するようなこともあります．

Eは「Ethical」であるかどうか，すなわち倫理的な問題がないかどうかです．ヒトを対象とする医学研

1) Hulley SB, Cummings SR, Browner WS et al : Designing clinical research, 4th ed, Lippincott Williams & Wilkins, Philadelphia, 2013

表1 リサーチクエスチョンを評価するFINER

F	Feasible（実現可能性）
I	Interesting（興味深さ）
N	Novel（新規性）
E	Ethical（倫理性）
R	Relevant（必要性）

究の倫理的原則であるヘルシンキ宣言の遵守はもちろん，日本国内であれば「人を対象とする医学系研究に関する倫理指針」にも従わなくてはなりません．臨床研究の結果を投稿する際には，通常は投稿時に倫理的な事項についても問われます．

最後のRは「Relevant」，すなわちその研究が診療現場の決断に役立ったり，診療ガイドラインを改訂したり，医学的知識を深めたり，今後の臨床研究を導いたりするような必要性，重要性があるかという点です．

3 │ 臨床研究のテーマの重要性は簡単に判断できるの？

前項で臨床研究のテーマの重要性を判断するためのFINERについて紹介しましたが，頭に描いたリサーチクエスチョンが，実現可能であるかどうか(Feasible)，興味深いかどうか(Interesting)，新規性が高いかどうか(Novel)，倫理的であるかどうか(Ethical)，重要であるかどうか(Relevant)を実際に判断するのは簡単ではありません．

たとえば，研究の新規性(Novel)が高いかどうかを評価するためには，EBMのステップ2で示したような文献検索の過程が役に立ちますが，臨床研究の場合は二次資料だけでは不十分です．最新の情報も入手するためにPubMedを利用して一次資料も検索する必要があります．さらには，まだ論文として発表はされていないものの，すでに学会で発表されていたり，あるいは大規模な研究が進行中であったりすることもあるので，特に前方視的な臨床試験を計画する場合はしっかりと情報を収集しておくことが重要です．進行中の臨床試験はUMIN臨床試験登録システム(UMIN-CTR)やClinicalTrials.govなどのデータベースに登録されているはずなので，これらを検索することによってある程度の情報を得ることはできますが，やはり可能な限り，その分野の先駆的な研究者から情報を得る努力が必要になります．

研究が実現可能(Feasible)であるかどうかについては求められるサンプルサイズのおおよその計算や研究費の見積りも必要になります．単施設でサンプル数が足りないのであれば，多施設共同研究に広げることができるかどうかを考えることになります．

臨床研究ですから，倫理面(Ethical)にも注意しなければなりません．

▶「エビデンスはどうやって検索するの？」(15ページ)を参照．

▶「PubMedってなに？」(16ページ)を参照．

こんなふうに考えていくと，臨床研究を始める気持ちがくじけてしまうかもしれません．後方視的研究ならもっと気軽に始めてもよいと思います．しかし，前方視的臨床試験は，被験者となる患者さんの協力を得て実施していくものなので，やはり綿密な計画を立ててから実施しなくてはなりません．不適切なデザインの臨床試験はそれ自体が非倫理的です．したがって，やはり最初の臨床試験は，手慣れた指導者に聞きながらテーマや研究デザインを考えていくのがよいでしょう．

4 エビデンスをすらすらと話す先輩が格好いい．どうしたらそうなれるの？

確かに，症例カンファランスなどで臨床研究の結果を暗記していてすらすらと話すことができるのはすばらしいことです．ただ，このデジタル情報時代に，必ずしも頭の中に覚えている必要はありません．緊急の状況でない限り，曖昧な記憶に基づいて話すよりも，いったんデスクに戻って正確な情報を見直すほうがよいと思います．

ですので，基本的には診療において何らかのクリニカルクエスチョンにぶつかったときに文献を調べればよいのですが，臨床研究を行ううえでは，「はたしてこのテーマは臨床研究として成立するだろうか？」という感覚を幅広く養うために，日頃から幅広く知識を積み重ねていくことをお勧めします．

私は，インターネットが普及し，さらに論文の全文がPDFファイルによって電子化されるようになった1998年頃から，各専門誌のtable of contents（目次）サービスやMEDPORTなどのサービスを利用して，内科系主要誌，血液・腫瘍系主要誌の毎号の目次を閲覧するようになり，目にとまった論文をPC上に保存するという作業

表2 筆者が目次を定期閲覧している雑誌のリスト

1. 一般誌
• New England Journal of Medicine • Lancet • JAMA • Annals of Internal Medicine
2. 悪性腫瘍，血液疾患
• Journal of Clinical Oncology • Journal of National Cancer Institute • Blood • Leukemia • Lancet Oncology • Lancet Haematology • Haematologica • British Journal of Haematology • American Journal of Hematology • Leukemia Research
3. 造血幹細胞移植
• Bone Marrow Transplantation • Biology of Blood and Marrow Transplantation • Transplantation
4. その他
• Clinical Infectious Diseases • Nature Medicine

を続けています．実際には，頻繁に届く目次メールに追い回されるようになるわけですが，慣れてくると自分の欲しい情報を流し読みで選別できるようになってきます．情報過多の時代ですから，不必要な情報をいかにして切り捨てていくかが重要です．目にとまった論文もabstractだけ読んで流すものもあれば，とりあえずPDFを保存しておいたり，すぐにじっくりと読み込むこともあります．

　繰り返しになりますが，一つ一つの論文の詳細を暗記しておく必要はありません．こんな論文があったな，ということをぼんやりと覚えていれば，いざというときにすぐに引き出すことができます．そして，そのときに引き出しやすいように論文の種類によってフォルダーを分けて保存したり，PDFファイルのファイル名を工夫したりするとよいと思います．たとえば，Blood誌に2013年に発表された骨髄線維症（myelofibrosis：MF）に対するJAK阻害薬を評価した無作為割付比較試験のCOMFORT-Ⅱ試験の論文は「JAK-inhibitor-MF-RCT-COMFORT-Ⅱ（Blood13）.pdf」というファイル名で保存します．

B 臨床研究をデザインしよう！

1 テーマは決まった．次はどうするの？
まず，臨床研究の骨組みを固めよう

研究テーマが定まったところで，次は臨床研究の重要な要素をしっかりと定めていきましょう．この段階でコンセプトシートを作成することをお勧めします．後方視的研究の場合でも，すぐにデータを調べにいくのではなく，まずはしっかりとコンセプトシートで研究計画を明確にしておきましょう．コンセプトシートには最初に研究の「目的」を書き，次の「背景」で，なぜこの研究が必要なのかを説明します．そして，「研究方法」については対象患者，介入方法，評価項目などを記載します．ここで記述した背景，研究方法は論文化する際にも役立ちます．そのまま論文の「諸言(Introduction)」，「方法(Patients and Methods)」に当てはめることができるので，残りは「結果(Results)」と「考察(Discussion)」を書くだけです．

　この段階ではA4判で1〜2枚程度の簡単な内容でかまいません．なぜなら，コンセプトシートを作成することによって，残念ながらこの研究が実施不可能であることが明らかになったりすることもあるからです．コンセプトシートの段階で指導者に研究を本当に進めてよいかどうかについてチェックしてもらいましょう．もちろん，実際のプロトコール作成段階では，より詳細な内容を書くことになります．

　コンセプトシートに書く内容を**表1**，サンプルを**表2**に示しました．研究の目的や背景は研究テーマを考えるときにいろいろと調べたことを記載しましょう．その他の各項目の具体的な内容については次項以降で紹介します．

表1 コンセプトシートに必要な項目

• 研究目的
• 背景
• 臨床研究のデザイン 　無作為割付比較試験，ケースコントロール研究，後方視的コホート研究など
• 研究方法 　①対象患者 　②介入試験の場合は介入の内容，観察研究の場合は比較する群の定義 　③主要評価項目 　④その他の評価項目 　⑤症例数 　⑥統計解析方法
• 参考文献

表2 コンセプトシートのサンプル(短縮版)

- **研究目的**
  急性白血病に対する寛解導入療法中の予防的抗菌薬Aの有用性の評価

- **背景**
  急性白血病に対する寛解導入療法中はキノロン系抗菌薬を予防投与することが推奨されている．以前は1日3回投与の抗菌薬Bを使用していたが，1日1回投与の抗菌薬Aが使用可能となり，2007年から予防投薬を抗菌薬Aに切り替えた．

- **臨床研究のデザイン**
  後方視的コホート研究

- **研究方法**
  ①対象患者：2002～2012年に当院で急性骨髄性白血病に対してイダルビシンとシタラビンによる寛解導入療法を行った16～65歳の患者
  ②予防投与として抗菌薬Aを使用した群(試験群)と抗菌薬Bを使用した群(対照群)を比較する．
  ③主要評価項目：臨床的あるいは細菌学的に同定された感染症
  ④その他の評価項目：発熱，血流感染症，感染症死亡，耐性菌の出現，有害事象
  〈収集するデータの一覧〉
  年齢，性別，PS(performance status)，WHO分類，治療環境(大部屋，個室，防護環境)，中心静脈カテーテルの有無，真菌症予防薬，合併症(糖尿病，慢性閉塞性肺疾患など)，好中球減少期間，臨床的に同定された感染症(感染臓器)，微生物学的に同定された感染症，腋窩検温37.5℃以上の発熱，血流感染症…
  ⑤症例数：同期間の全症例を解析対象とする．年間の16～65歳の急性白血病新規発症症例が25例程度であるため，各群120症例前後が期待される．仮に抗菌薬Bでの発症頻度を25％，抗菌薬Aでの発症頻度を10％とすると，83％の検出力となる．
  ⑥統計解析方法：2群の感染症の発症頻度はFisherの正確検定で検定を行う．時代の変化によって支持療法，治療環境などが変化している可能性があるため，交絡因子となる可能性のある背景因子や，単変量解析で感染症発症に対して$P<0.15$となった因子をロジスティック回帰モデルに投入し，背景因子の影響を補正した解析も実施する．

- **参考文献**
  (省略)

2 対象患者の設定
狭いほうがいい？ 広いほうがいい？

適格条件をゆるく設定して対象患者を幅広く集めるか，それとも適格条件を厳しく設定して対象患者を絞り込むか，これは難しい問題です．たとえば，「70～79歳で他に併存疾患がないⅠ期の肺扁平上皮がん患者」というように対象症例を絞り込むと，この研究の結果を適用できる患者さんが極めて限定されてしまうということになってしまいます(外的妥当性の問題)．また，研究を実現するうえで必要な症例数を確保することも難しくなります．

一方，たとえば「50歳以上の肺がん患者」のように条件をゆるく設定すると，症例数を数多く集めることは容易になりますが，たとえば強力な化学療法Aが弱い化学療法Bよりも優れているという結果が出

たとしても，果たして50歳代の患者さんでも80歳代の患者さんでも同じなのか，扁平上皮がんでも小細胞がんでも同じなのかという疑問（交互作用が存在するかもしれない）が残ってしまいます．したがって個々の患者さんにとってどちらの治療が良いのかはよくわからないという結果になってしまいます．研究結果が出た後でのサブグループ解析は偶然に有意な結果が検出される多重比較の問題を生じます．

ですので，対象患者の適格条件の設定には入念な検討が必要です．その際には，やはり自分が知りたいこと，リサーチクエスチョンは何か？ が重要です．化学療法の有効性を評価したいのであれば，おそらく「肺がん」という広い括りは不適切で，少なくとも「小細胞がん」か「非小細胞がん」かについて絞り込むことが必要でしょう（抗がん剤への反応性が異なるため）．高齢者では強力化学療法の有害事象が問題になる可能性が高いのであれば，年齢も絞り込むことが必要です．以上のように，自分の研究の目的に沿って，外すことのできない条件を列挙して，そのうえで研究に必要な症例数などとのバランスで適格条件を定めていくことになります．

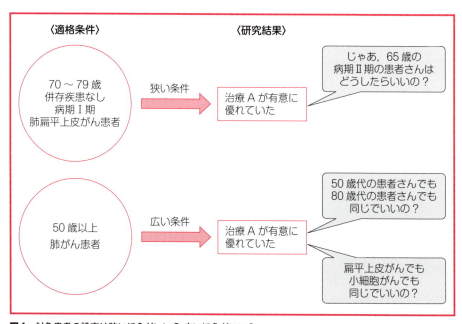

図1　対象患者の設定は狭いほうがいい？ 広いほうがいい？

3 臨床試験の症例数の設定
多ければ多いほどいいの？

臨床試験では事前に必要な症例数を計算して，適切な目標症例数を設定しておくことが必要です．症例数が少なすぎると試験を終了しても明確な結論が得られない場合があります．一方，症例数が多すぎると，得られる試験結果の統計学的な信頼性は高まりますが，倫理的な問題を生じることがあります．たとえば，2群を比較する無作為割付比較試験であれば，どちらかの群が他の群よりも優れているのであれば，それを最小限の症例数で確認して，その後の患者さんが無駄に無作為に割り付けられることは避けるべきです．無作為割り付けというのは，患者さんの治療を無作為に決定するという，本来は非倫理的な行為ですので，科学的に必要な最小限の症例数にとどめなければなりません（どちらかの治療が良いとわかれば，その後はそちらを選ぶべきでしょう）．また，不必要に症例数を増やすと，臨床的に意味のないような小さな差も有意差として検出してしまいます．

有害事象をみながら少ない投与量から順に用量を増加させていく第Ⅰ相試験（用量設定試験）でも症例数の設定は重要です．各投与量の安全性を正確に評価するためには症例数が多いほどよいのですが，一方で，臨床試験に参加する患者さんも，参加することによって治療による利益が得られることを期待しているのですから，効果があまり期待できないようなあまりに少ない投与量となる患者さんの数は最小限にすべきでしょう．

このように，正しい症例数設定が行われていない臨床試験は倫理的に問題があるのです．

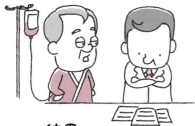

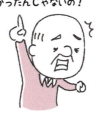

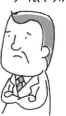

自分でやってみよう！
EZRで必要症例数を計算してみよう

　臨床試験に必要な症例数はどのようにして計算すればよいでしょうか？　EZRで体験してみましょう．まずは2群を比較する臨床試験に必要な症例数を計算してみます．臨床試験の主要評価項目が二値変数か連続変数か生存期間かによって方法が違いますので，評価する変数の種類を確認しましょう．そして，各群について，主要評価項目が二値変数の場合はその比率，連続変数の場合は平均値と標準偏差，生存期間の場合にはn年後の生存率（あるいはイベント発生率）を予測して設定します．この際に2つの群の間の差がどの程度以上であれば臨床的に意味があるかを考えなくてはなりません．

　次に第Ⅰ種の過誤（αエラー），第Ⅱ種の過誤（βエラー）の値を設定します．どれぐらいのエラーを許容するかということです．この値は，それぞれの過誤による損失の大きさを考慮して決定されますが，$\alpha = 0.05$，$\beta = 0.10 \sim 0.20$［統計学的検出力（$1 - \beta$）は$0.80 \sim 0.90$］に設定するのが一般的です．

▶第Ⅰ種の過誤（αエラー），第Ⅱ種の過誤（βエラー）の詳細は「2つの群を比較するにはどうすればいいの？」（38ページ）を参照．

　たとえば2群の有効率の差を比較する無作為割付比較試験の場合，EZRでメニューから「統計解析」→「必要サンプルサイズの計算」→「2群の比率の比較のためのサンプルサイズの計算」と進みます．仮に比較対象の標準治療群の有効率が過去の研究結果から30％程度と推測され，研究対象の新規治療群の有効率が50％ぐらいと期待できる場合，αエラーを0.05，βエラーを0.80に設定すると，各群103症例が必要であることがわかります．実際の研究では，登録後の不適格症例などを想定して，10％程度上乗せして目標症例数を設定することもあります．ただし，前方視的研究の症例数設定は生物統計の専門家に相談することをお勧めします．

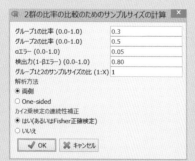

図A　2群の比率の比較のためのサンプルサイズの計算

▶「非劣性試験ってなに？」
（68ページ）を参照．

　生存期間を比較する研究の場合は，イベント発生件数（死亡件数）が重要になってきますので，症例登録期間や全研究期間（つまり登録期間とその後の観察期間を合わせた期間）も症例数の計算に影響してきます．

　なお，非劣性試験の場合は臨床的に無視することができるような有効率の差（δ）を設定して，新規治療薬の効果が標準治療薬よりもδ以上劣るという帰無仮説の検定を行います．EZRは非劣性試験の症例数の計算にも対応しています．

　単群の研究の症例数の設定はさまざまな方法がありますが，がん領域の第Ⅱ相試験では最低限の有効率p0（それ以下の有効率の治療には関心がないという下限値，閾値有効率）と，期待する有効率p1（期待有効率）を設定し，有効率p0以下の治療を採用してしまうαエラー，有効率p1以上の治療を棄却してしまうβエラーの値を定めて計算するような方法が行われます．EZRでは，「統計解析」→「必要サンプルサイズの計算」→「閾値奏効率，期待奏効率からのサンプルサイズの計算」で実施できます．有効率の信頼区間がある幅におさまるように症例数を設定する場合もあります．こちらは「統計解析」→「必要サンプルサイズの計算」→「1群の比率の信頼区間をある幅におさめるためのサンプルサイズの計算」で計算できます．

　抗がん剤の第Ⅰ相試験として行われる用量設定試験は，少量の薬剤投与から安全性を確認しながら徐々に投与量を増量していきます．通常，各段階の症例数を3～6症例として，たとえば3症例のいずれにも重大な毒性（dose limiting toxicity：DLT）が認められなかった場合は一段階高い投与量に進み，2症例以上にDLTが認められたら増量を中止するという方法が一般的に行われています．1症例だけにDLTが認められた場合には同じ投与量で3症例を追加し，DLTが1例も認められなかった場合にのみ，次の投与量に進みます．致死的な毒性が認められた場合にはその時点で増量は中止となります．近年はより科学的な計算に基づく連続的再評価法（continual reassessment method：CRM）なども行われています．

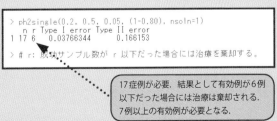

図B　閾値奏効率，期待奏効率からのサンプルサイズの計算

4 臨床研究の主要評価項目ってなに？
評価項目はいくつあってもいいの？

主要評価項目（primary endpoint）は一つだけです．そして，研究開始前にどの評価項目を主要評価項目にするかを決めておかなければなりません．なぜなら，いろいろな評価項目について検定を行うと，その中で一つや二つが偶然に有意となる確率が高くなってしまうからです（これも多重比較の問題の一つです）．解析結果をみてから有意になった評価項目を前面に出して発表することは正しい方法ではありません．

同様に，解析の段階でさまざまなグループに分けて解析（サブグループ解析）することも多重比較の問題を生じます．ですので，サブグループ解析を行うのであれば，やはり研究開始時に研究計画としてあらかじめ記載しておかなければなりません．

ただし，主要評価項目以外の評価項目を副次的評価項目（secondary endpoint）として解析したり，予定していなかったサブグループ解析を行ったりしてはならないということではありません．重要なことは，このような方法で得られた解析結果はあくまで探索的な結果であって，しっかりとした結論を出すためには，さらに別の臨床試験で検証しなければならないということです．

なお，主要評価項目に複合型の評価項目（composite endpoint）が用いられることはあります．これは，いくつかの評価項目の結果を総合して判定する評価項目です．たとえば，5つの項目をすべて満たした場合に総合的に成功と判定するような評価項目です．

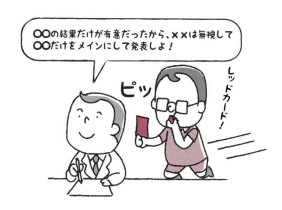

5 | 臨床研究の主要評価項目はどのような項目がいいの？

[a] 主要評価項目に適した項目

主要評価項目は，まず評価者による主観的な影響が入りにくい項目であること，そして，正確かつ再現性の高いものであることが求められます．画像評価はしばしば主観的な要素が含まれますので，このような場合は研究者が評価するのではなく，外部の専門委員に委ね，さらにできれば複数の判定者によって評価されることが望まれます．痛みの程度やquality of life（QOL）のように患者さん自身の主観的な判断によって評価しなければならない項目（patient reported outcome：PRO）も，QOLならSF-36（36-item short form），痛みならVAS（visual analogue scale）などの適切な尺度を利用して測定可能な項目に置き換えることによって信頼性のある評価項目にすることができます．ただし，その尺度は再現性（定度，precision）のあるものであり，かつ真の値を正確に反映する真度（accuracy）の高いものである必要があります．したがって，対象とする患者さんにおいて定評のある既存の尺度を用いるのが無難でしょう．

治療の効果判定や有害事象などの評価でも，一般に広く用いられている基準（悪性腫瘍の治療効果の国際判定基準など）がある場合には，その基準を用いることによって他の研究と比較しやすくなります．

[b] 本質的な評価項目と代用的な評価項目

主要評価項目に選ぶべき項目は，本質的な評価項目（hard endpoint）であることが望まれます．たとえば，悪性腫瘍の治療であれば，生存期間や無増悪・無病生存期間が本質的な評価項目です．しかし，これらの項目で評価するためには症例の蓄積や追跡期間などで時間がかかりすぎるような状況があります．そこで，早期に生存期間を予測できるような項目（腫瘍の縮小など）を代用的な評価項目（surrogate endpoint）として用いることもあります．

なお，日本国内では客観的で再現性の高い評価項目をhard end-

表3　評価項目の例

1. 主観的な評価項目の例→適切な尺度を利用して測定する
・QOL→SF-36など ・痛み→VASなど ・満足度→PSQ-Ⅲなど
2. 客観的な評価項目の例
・生存，死亡 ・体温，血圧，脈拍，呼吸数など ・血液検査値 ・最大腫瘍径（CT画像など）

point，主観が含まれていて再現性の劣る評価項目をsoft endpointと記載している教科書もありますが，海外ではその研究の対象となる患者群において本質的で重要なイベントをhard endpointと表現するのが一般的です（必然的に客観的で再現性の高い評価項目になります）．たとえば，降圧薬の臨床試験における血圧は客観的なデータですが，これはあくまで代用的な評価項目であり，本質的な評価項目である心血管イベントの発生などがhard endpointになります．

6 評価する項目はなるべく多く設定しておけばいいの？

臨床試験を計画する段階で，どのような情報（身体所見，検査結果など）を評価項目とするかを設定しておく必要があります．その際に，何かの役に立つかもしれないので，という理由で，評価する項目を多めに設定してしまう傾向があるかもしれません．しかし，実際に解析に使われる項目は決して多くはないはずです．また，評価項目が増えるほど症例報告書へのデータの入力は煩雑になり，入力のエラーが増加します．

　解析において必須である項目以外はなるべく削り落としておくほうがよいでしょう．必須項目としては，症例の適格性の判断に必要な項目，有効性や安全性を評価するために必要な項目，有効性や安全性に影響を与える可能性のある項目（予後因子，交絡因子など）が挙げられます．必要な項目でも，検査の頻度を低くしたり，他に代替できる項目があれば省略したりすることを考えます（たとえば腎機能の評価において血清クレアチニン値が含まれているなら尿素窒素値は省略可能です）．

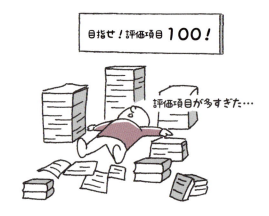

7 | 研究デザインはどのようにして選べばいいの？
すぐに無作為割付比較試験でOK？

[a] 無作為割付比較試験は理想的なデザインだけど…

「クリニカルクエスチョンにはどんな種類があるの？」(12ページ)で紹介したように，クリニカルクエスチョンのタイプによって，それを解決するための研究デザインも違ってきます．日常診療のクリニカルクエスチョンでは，「治療や予防」のクリニカルクエスチョンに遭遇することが多いと思います．すると，それを解決するための理想的な研究デザインは無作為割付比較試験になりますが，実施するためのハードルも非常に高い研究デザインです．研究計画書の作成も高度な知識が求められますし，通常は多くの症例数が必要で，研究費もかかります．そもそも，本来は医師と患者で入念に検討して決定すべき診療方針を，機械的に無作為に割り付けるのですから，倫理的なハードルも高く，無作為割付比較試験によって検証すべき必然性のない状況では行ってはいけません．新しい治療法の開発でも，通常はいきなり無作為割付比較試験を行うのではなく，まずは安全性や有効性を評価する試験などを行います．そして，基礎的なデータを十分に収集したうえで，無作為割付比較試験によって決着をつけるべきと判断したら，指導者，生物統計家と研究チームを結成して取り組むことになります．

[b] まずは後方視的コホート研究から

臨床研究の初心者に最初の研究としてお勧めするのは後方視的コホート研究です．これまで行ってきた日常診療を振り返って「治療や予防」の有用性を評価します．「診断」や「予後」などのクリニカルクエスチョンにも役立つことがあります．

前述したように，コホートとは何らかの共通点があり，観察の対象とする集団のことです．ですので，たとえば「頭痛を主訴としてこの診療所に初診で訪れた患者さん」，「研究グループの病院に2001～2010年に入院した未治療の急性骨髄性白血病の患者さん」など，さまざまなコホートがコホート研究の対象になり得ます．「後方視的」であることの弱点は，元々研究を目的として診療が行われていたわけではないので，患者さんの背景データで必要な検査が行われていなかっ

たり，治療や予防の有効性の評価も十分に行われていなかったりすることがあることです．また，観察研究ですから，治療や予防の方法の選択は，医療スタッフや患者さんによって行われているので，選択バイアスのリスクは常に存在します．

▶「選択バイアスってなに？」（72ページ）を参照．

その他のバイアスも含めて，後方視的コホート研究の統計解析は，むしろ無作為割付比較試験の統計解析よりも複雑です．しかし，このステップを体験することによってバイアスの重要性を目の当たりにすることができます．これは将来的に無作為割付比較試験を実施するときにも役立つ経験となります．

最後に，研究から得られた結果に基づいて，これまでの診療における問題点を見出しましょう．そして，それを改善するための仮説を立てます．これが次の研究のリサーチクエスチョンになるのです．

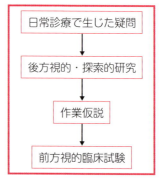

図2

8 | 前方視的臨床試験をやってみたい
必ず最初は第Ⅰ相試験から？

「試験の『相』の意味は？」（67ページ）で解説したように，臨床試験にはさまざまな段階があります．新しい薬物の開発治験であれば，まず第Ⅰ相試験から開始して，各段階を経て医薬品製造販売承認を目指すということになります．

では，「ある悪性腫瘍に対する抗がん剤の治療効果を評価する後方視的コホート研究を行った結果，治療効果が不十分であったため，別の抗がん剤を併用する臨床試験をやってみたい」という場合はどうでしょう．抗がん剤を追加することによって有害事象が増加，増強する危険性があります．それぞれの抗がん剤をどれぐらいの用量まで安全に投与できるかもわかりません．ですので，やはりまずは第Ⅰ相試験で用量を少しずつ増やしながら安全性を評価するというところから始めるのがよいでしょう．第Ⅰ相試験で安全に投与できる最大耐容量が決定したら，第Ⅱ相試験で本当に抗がん剤を併用することで奏効率が改善するかどうかを評価します．そこで有望な結果が得られたら，従来の方法との無作為割付比較試験で，生存期間の延長などのより重要な評価項目の改善が得られるかどうかを検証するというのが一般的な

流れになります．

　しかし，「すでにある悪性腫瘍に対して標準的に使われている化学療法を別の悪性腫瘍に対して試してみたい」という場合なら，第Ⅱ相試験から開始することも考えられます．また，「ある疾患に対して日常診療として幅広く用いられている治療法がすでに2つ存在し，それらの優劣を検証したい」というような状況であれば，それぞれの治療のこれまでの治療成績について入念に検討したうえで（必要に応じて後方視的コホート研究を追加して），前方視的臨床試験としていきなり無作為割付比較試験を行うということは許容されるかもしれません．

9　後方視的コホート研究をやってみたい
すぐにカルテをチェックすればいいの？

▶コンセプトシートの詳細は「テーマは決まった．次はどうするの？」(104ページ)を参照．

　後方視的コホート研究でも，まずはコンセプトシートを作成する必要があります．「人を対象とする医学系研究に関する倫理指針」では後方視的コホート研究も倫理委員会での審査が求められていますので（ただし迅速審査でよい），その書類としても必要ですし，コンセプトシートを作成することで研究計画をしっかりと練ることができるようになります．

　後方視的コホート研究の統計解析では，さまざまなバイアスが問題になります．ですので，計画段階でどのような統計解析を行うかを考えておかなければなりません．どのような因子が交絡因子として影響を与える可能性があるか，そして交絡因子の影響を補正するために患者背景を揃えた群を選び出すマッチングを行うのか，それとも統計解析の段階で層別化解析や多変量解析で補正するのか，などを入念に検討するのです．そうすることによって，カルテから拾い出すべきデータも明確になってきます．この作業を怠ると，解析段階になって必要なデータをもう一度拾い直すというような事態になりかねません．

　また，「多重比較の問題ってなに？」(49ページ)でも紹介したように，たとえば，ある有害事象の発症と数多くの背景因子との関係を検定すれば，本当はこれらの因子はその

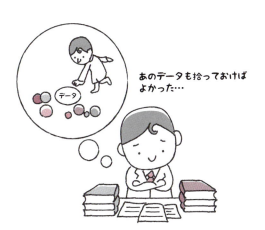

あのデータも拾っておけばよかった…

有害事象とまったく無関係だったとしても，偶然に$P<0.05$となる因子が見つかる確率が高くなってしまいます．有意な結果を出そうとしていろいろな解析を繰り返していると，何か有意な結果は出てくるものなのです．それを，いかにも最初から計画して解析したように発表するのは正しい研究発表ではありません．解析方法は最初に規定しておくべきです．

　そのほかにも，解析に必要な症例数を推算することによって，何年前までカルテを調べればよいのかがわかるようになります．そもそも，研究の入り口として，なぜこの研究が必要なのか，なにを目的として行うのかを明らかにしておくために，背景，目的を文章で書き表すことは重要です．

　また，カルテからデータを拾い上げたら，すぐに検定したくなるかもしれませんが，その前にデータをしっかりと眺めることが重要です（欄外に示す各項を参照してください）．

▶「中央値ってなに？ 信頼区間ってなに？」(34ページ)，「検定にはどのような方法があるの？」(40ページ)，「回収した臨床研究データを解析に使用できるようにするにはどうすればいいの？」(142ページ)，「欠損値，外れ値はどうすればいいの？」(143ページ)を参照．

10 多変量解析ってなに？ どうやるの？

　後方視的コホート研究では，選択バイアス，交絡などのさまざまなバイアスに対処しなければなりません．バイアスを処理する方法としては，マッチング，層別化解析などがありますが，数多くの交絡因子が存在する場合にはマッチングや層別化は難しくなります．このような場合には多変量解析でさまざまな交絡因子の影響を調整することがあります．

　ある結果を表す変数（従属変数，目的変数）をその他の変数（独立変数，説明変数）によってどの程度説明（予測）できるかを示す統計解析方法を「回帰」といいます．そして，「単変量解析(univariate analysis)」は一つの従属変数（結果）に対して独立変数（原因）が一つだけのモデルの回帰分析，すなわち一つの原因と一つの結果の関係をみる解析です（たとえば「血圧」と「心血管イベント」の関係）．一方，「多変量解析(multivariate analysis)」は複数の独立変数（原因）から一つの結果を予測するモデルの回帰分析です（たとえば「血圧」，「喫煙」，「脂質異常症」，「糖尿病」と「心血管イベント」の関係）．

　医学研究においては，ある結果が単一の原因によって生じているということはむしろ少ないので，多変量解析の適用は合理的でしょう．多変量解析が用いられるのは，①ある特定の独立変数が従属変数に与

える影響について，他の変数の影響を補正して評価したい場合，②いくつかの独立変数から従属変数を予測するモデルを作成したい場合，あるいは③従属変数に対して独立して影響を与える変数を同定したい場合，などです．

　従属変数が連続変数の場合は重回帰，二値変数の場合はロジスティック回帰，生存期間の場合は比例ハザード回帰を用います．なお，これらの回帰モデルを使うためには，重回帰の場合は従属変数が正規分布に従うこと，ロジスティック回帰の場合は従属変数が二項分布に従うこと，比例ハザード回帰の場合には観察期間中のハザードの比が一定であることなどの前提が満たされていることが必要です．詳細については統計解析の専門書を参考にしてください．

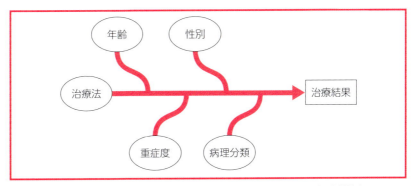

図3　多変量解析ではさまざまな原因因子から結果を予測する統計学的モデルを構築する

11 多変量解析の独立変数はどうやって選ぶの？

[a] 独立変数の選択

多変量解析の独立変数をどのようにして選ぶかは難しい問題です．本来は統計の専門家に相談するのが最も良い方法ですが，本書では一般的な考え方について記します．まず，理論的に，あるいは既存の研究結果から従属変数と関連すると想定される変数はすべて独立変数としてモデルに組み込むのがよいでしょう．ただし，症例数が少ない場合はあまり多くの独立変数をモデルに入れることはできません．目安として，一つの独立変数に対して重回帰なら10症例以上，生存解析やロジスティック回帰では10件以上のイベント発生，ただしロジスティック回帰ではイベント発生数が非発生数を上回る場合は

非発生数が10件以上必要とされています．たとえばある治療の有効率についてのロジスティック回帰で有効が60例，無効が40例なら，独立変数の数は4つ程度までということになります．

　また，互いに強い相関性のある独立変数を同時に組み込むとモデルが不安定になる［多重共線性（multicollinearity）の問題］ので，少なくとも相関係数0.9以上のように非常に高い相関関係にある変数［たとえば体重とbody mass index（BMI）］は同時に含めないようにします．EZRでは，重回帰やロジスティック回帰を実施すると多重共線性の指標である分散拡大要因（VIF）の値が表示されます．VIFが5以上だと多重共線性の「可能性あり」，10以上だと「危険性がかなり高い」と判断します．

[b] 独立変数の絞り込み

　症例数の関係で独立変数を絞り込まなければならない場合はどうすればよいでしょうか？　医学領域でしばしば行われている変数の選択方法は，まずは研究の興味の対象となる変数，理論的に重要であると考えられる変数，過去の研究結果によって重要であると考えられる変数，単変量解析で有意となった変数（抑制因子の影響を考えて$P<0.10～0.20$のように広めに選択します）を，まずはすべてモデルに含めます．そして，それぞれの独立変数のP値あるいは全体のモデルの当てはまり度を計算しながら機械的に変数を絞り込んでいくという方法です．EZRではP値に基づく変数選択，AIC（赤池情報量規準）やBIC（ベイズ情報量規準）（AIC，BICとも値が小さいほど良いモデルとされる）に基づく変数選択が可能です．

　しかし，機械的な変数選択を行うと，重要な変数が除外されてしまう場合もあるので注意が必要です．また，ある特定の変数に関心があるような場合は，その変数は常にモデルに残す必要があります．理論的に，あるいは過去の研究結果などによって明らかに重要である因子も同様に除外しないようにしましょう．

自分でやってみよう！
EZRで多変量解析に挑戦してみよう

　練習として名義変数に対する多変量解析，すなわちロジスティック回帰の練習をしましょう．「ファイル」→「既存のデータセットを読み込む」でサンプルファイルの「Eye.rda」を読み込みましょう．これは，ある疾患が診断された時点の患者さんのデータです．性別の変数「Sex」(男性はMale，女性はFemale)，重症度を示す変数「Grade」(低重症度はLow，高重症度はHigh)，ある新しい検査の結果を示す変数「NewFactor」(低値は0，高値は1)，診断時の眼病変の有無を示す変数のデータ「EyeDisease」(なしは0，ありは1)が含まれています．知りたいことは，この新しい検査が診断時の眼病変の有無の予測に役立つかということです．

　まず，メニューから「統計解析」→「名義変数の解析」→「分割表の作成と群間の比率の比較」と進み，各背景因子と眼病変の関連をみてみましょう．

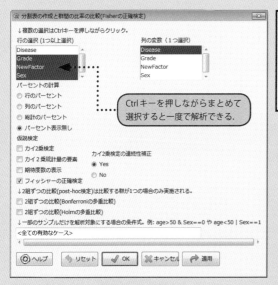

図A　分割表の作成と群間の比率の比較

　すると，新しい検査の結果が高値の患者さんでは14人中10人に眼病変がみられたのに対して，低値の患者さんでは14人中3人のみであり，$P = 0.021$と有意差がありました．しかし，疾患重症度，性別についても，高重症度の患者さん，女性患者さんで眼病変が多い傾向がみられており，これらの因子が交絡因子として働いている可能性があ

ります．つまり，もしかしたら新しい検査Bの結果が高値の患者さんには，高重症度の患者さんや女性患者さんが多いというバイアスが影響しているかもしれません．そこで，患者さんの背景について確認しておきましょう（本体は最初にやるべきことです）．実際，新しい検査の結果が高値の患者さんには女性が多い傾向があり，高値の患者さんに眼病変が多いという結果には性別が影響している可能性は否定できません．

では，多変量解析で補正してみましょう．眼病変の有無という名義変数に対する多変量解析ですのでロジスティック回帰になります．メニューから「統計解析」→「名義変数の解析」→「二値変数に対する多変量解析（ロジスティック回帰）」と進み，解析を行います．

目的変数（従属変数）に「EyeDisease」を，説明変数（独立変数）に「Grade」，「NewFactor」，「Sex」を指定します．独立変数を機械的に絞り込む機能を指定することもできますが，この解析では「NewFactor」の影響を「Grade」と「Sex」で補正して評価することが目的ですので，独立変数を絞り込んではいけません．

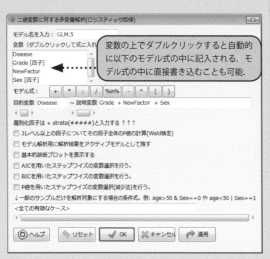
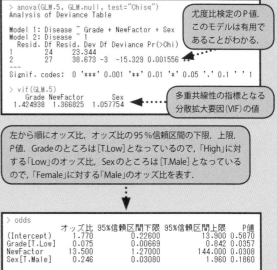

図B　二値変数に対する多変量解析

ロジスティック回帰の解析結果は複雑ですので，詳細は省略します．最初にみるのは，「> anova(…)」で始まる行に続く部分です．これは，独立変数を一つも含まないモデルとの尤度比検定の結果で，この結果が有意になっているので，このモデルは有用であることがわかります．次に，「> vif(…)」に続く行に分散拡大要因（VIF）の値が表示されています．どの変数もVIFが1〜1.5程度ですので多重共線性の問題はなさそうです．

一番知りたい結果は「＞ odds」の下の表に書かれています．新しい検査が高値である群は低値である群とのオッズ比が13.5で，その95％信頼区間は1.27〜144と1を含まず，P値も0.031ですので，疾患重症度や性別で補正しても新しい検査と眼病変の関連は有意であるということになります．新しい検査の結果は疾患重症度や性別と「独立して有意である(independently significant)」と表現することもできます．

12 | 中間因子ってなに？解析に入れてもいいの？

さまざまな交絡因子の影響を調整するために多変量解析を行うことがありますが，その際には交絡因子と中間因子（介在因子，intervening variable）の違いに注意が必要です．

交絡因子は，ある因子が結果に対して及ぼす影響を知りたい場合に，原因と結果の双方に相関するために両者の関係に影響を与えてしまう因子です．一方，中間因子は原因となる因子の結果によって生じる因子で，原因と結果の間に介在します．たとえば，心血管イベントの発症に対する塩分摂取量の影響を評価する研究では，塩分摂取によって引き起こされる高血圧が中間因子になります．このような場合，高血圧を交絡因子として多変量解析のモデルに含めてしまうと塩分摂取の影響がみえなくなってしまう可能性があります．つまり，解析対象とする因子の結果として生じるような因子は交絡因子としては扱うべきではないということになります．

▶ 交絡因子の詳細は「交絡ってなに？」（75ページ）も参照．

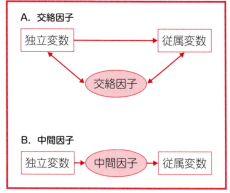

図4　交絡因子と中間因子
[木原雅子，木原正博（訳）：医学的研究のための多変量解析，メディカルサイエンスインターナショナル，東京，p7，80，2008より改変]

13 | 連続変数のまま扱う？カテゴリー化する？閾値は有意差のつくところでいいの？

統計解析において，年齢，血圧，白血球数などの連続変数は，数値のまま扱うこともできますし，「50歳以上」と「50歳未満」というようにいくつかの群（カテゴリー）に分けて名義変数として扱うこともできます．それぞれの方法には利点と欠点があります．

もし年齢が生存期間に与える影響を解析するのであれば，年齢を2群（あるいは3群以上）に分けて生存曲線を描くと，高年齢層の生存曲線と低年齢層の生存曲線を比較することによって視覚的に年齢の影響

をみることができるようになります．一方，連続変数として扱った場合は視覚的に表すことはできないため，「年齢が1歳高くなるごとに死亡リスクが1.02倍増加する」というような結果の表現になり，直感的には理解しにくいかもしれません．

　カテゴリー化するときの問題点は，閾値をどこに設定するかです．閾値の設定によって大きく結果が変わってしまう可能性があります．そこで，閾値としては中央値や，正常上限値などの何らかの意味のある数字，あるいは過去の研究で定められた閾値などが用いられます．ROC曲線を用いて，差がつきやすい閾値を見つけ出すことはできますが，恣意的な閾値になりますので，その結果の解釈には注意が必要です．また，カテゴリー化すると，たとえば40歳を閾値とした場合，20歳も39歳もまったく同じように扱われてしまいます．

　連続変数のまま扱えば閾値の問題はありませんし，連続変数としてのすべての情報が活用されます．しかし，ある結果に対する年齢の影響を解析する場合，連続変数のままで解析するためには，1歳の差の影響が常に一定，すなわち，20歳と21歳の差の影響も60歳と61歳の差の影響も同じであるという前提が必要となります．

▶ ROC曲線については「診断のための検査の有用性はどのようにして評価するの？―定量検査の場合―」（58ページ）を参照．

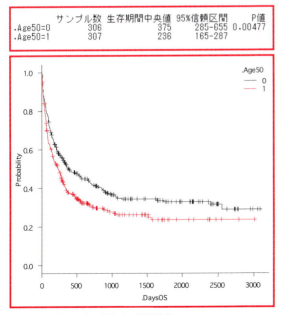

図5 カテゴリー化した場合の解析結果　　**図6** 連続変数での解析結果

14 ダミー変数ってなに？

3群以上を含む名義変数を多変量解析の独立変数に用いるときには，「ダミー変数」の作成が必要になります．たとえば，治療法を示す変数が「治療A」，「治療B」，「治療C」の3群を含んでいて，この治療法の違いが結果に与える影響を多変量解析で調べる場合，まず3群のうちの1つを基準となる治療群（参照群，reference）として選んでください．そして，残りの2群をそれぞれ基準群と比較していくのです．

たとえば治療Aを参照群とするのであれば，治療B，治療Cの2つのダミー変数を作成します．治療Bのダミー変数は，治療Bを受けた患者さんは1，治療B以外の治療（ここでは治療Aか治療C）を受けた患者さんは0とします．治療Cのダミー変数も同様に，治療Cを受けた患者さんは1，それ以外の治療を受けた患者さんは0とします．そして，多変量解析のモデルにはこの2つの変数の両方を同時に独立変数としてモデルに組み込むようにします．すると，結果としては治療Bと参照群（治療A）との比較，治療Cと参照群との比較の結果が表示されます．

EZRでは，実際は自動的にダミー変数作成の作業を行ってくれますが，もし自分でダミー変数を作成する場合はメニューから「アクティブデータセットの操作」→「変数の操作」→「ダミー変数を作成する」で作成することができます．なお，特殊な多変量解析のモデルであるFine-Grayの比例ハザードモデルを用いる場合はあらかじめダミー変数を作成しておく必要がありますが，本書では割愛します．

ダミー変数を用いて比較すると，治療法という一つの変数に対して複数の検定を行うことになりますので，多重比較の問題が生じます．EZRでは，多変量解析を行う際に「3レベル以上の因子についてその因子全体のP値の計算（Wald検定）」のオプションにチェックを入れておくと，すべての群の間に差がないという帰無仮説のP値も表示されるようになり

表4 ダミー変数の作り方

	ダミー変数「治療B」の値	ダミー変数「治療C」の値
治療A	0	0
治療B	1	0
治療C	0	1

```
> odds
                オッズ比    95%信頼区間下限  95%信頼区間上限      P値
(Intercept)     0.0305     0.00356          0.261    0.00144
Age             1.0400     0.99800          1.080    0.06390
Sex[T.M]        2.1300     0.72700          6.240    0.16800
Treatment[T.B]  2.7900     0.92500          8.430    0.06840
Treatment[T.C] 15.1000     1.41000        161.000    0.02460
```

「Treatment[T.B]」が治療Bの治療Aに対するオッズ比，「Treatment[T.C]」が治療Cの治療Aに対するオッズ比を示す．

図7 EZRで自動的に作成されるダミー変数の結果表示

ます．治療AとB，治療AとCの比較について多重比較のための有意水準の調整が必要かという点についてはいろいろな考え方がありますが，一般には調整は行われていないことが多いです（そもそも，多変量解析そのものが多重比較の問題を含みます）．

15 マッチングってどうやるの？

> ▶「選択バイアスってなに？」(72ページ)を参照．
> ▶「交絡ってなに？」(74ページ)を参照．
> ▶「バイアスを小さくするためにはどのような方法があるの？」(76ページ)を参照．

無作為割付比較試験以外の研究（ケースコントロール研究，コホート研究など）において複数の群を比較する場合，患者背景に違いがあり，それが交絡因子として働くことによってバイアスを生じる可能性があります．そこで，バイアスを小さくするために層別化解析や多変量解析を行ったり，各群から患者背景の似通った症例を抽出することによって患者背景を揃えて比較するマッチングを行ったりすることがあります．

マッチさせる方法としては，群全体としてのマッチさせる変数の分布が群間で同じようになるようにする方法（頻度マッチング，グループマッチング）と，個々の患者さんに対してマッチさせた対照群患者を1対1または1対複数で選択する方法（個別マッチング）があります．

マッチングを行う際に気をつけなくてはならないのは，マッチングに用いた因子の影響は解析することができなくなること，解析したい因子と相関の強い因子（中間因子も含まれます）でマッチングを行ってしまうと解析したい因子の影響が不明瞭になってしまうこと（オーバーマッチング），あまり多くの因子でマッチングすると解析可能症例が少なくなってしまう場合があることなどです．

また，マッチングすることによって各群の患者背景を揃えることができるので，バイアスの小さい比較が可能になりますが，マッチする患者さんを抽出するために解析対象の患者数が減少し，統計学的な検出力は低下してしまう場合があります．これは多変量解析と比較した場合のマッチングの不利な点です．抽出対象となる対象患者群が数多く存在する場合は1対1のマッチングではなく，1対複数でマッチングすることによって解析対象の症例数を増やすことがあります．

マッチングは重要な患者背景因子を用いて行うことが多いですが，後述する傾向スコアを用いてマッチングすることもあります．特に症例数が十分ではなく，数多くの患者背景因子でのマッチングが難しいような場合には傾向スコアでのマッチングが役立つことがあります．

16 傾向スコアってなに？

[a] 傾向スコア

後方視的コホート研究でバイアスを対処する方法として層別化解析と多変量解析について紹介しましたが，傾向スコア（propensity score）解析もバイアス，特に選択バイアスを対処する方法として用いられます．

　ある治療が行われたかどうかを従属変数，他のさまざまな背景因子を独立変数としてロジスティック回帰を行うことによって，個々の患者さんの背景因子から，その治療が行われるかどうかを予測するモデル式を作成することができます．つまり，患者さんの背景から，その治療を受ける確率を計算することができるようになります．この確率が「傾向スコア」です．

　たとえばがん患者さんに対する「強い化学療法」と「弱い化学療法」の比較の場合，年齢が高いほど弱い化学療法が選ばれやすいでしょうし，全身状態（performance status：PS）が悪いほど，弱い化学療法が選ばれやすいでしょう．逆に腫瘍量が多いと強い化学療法に傾くかもしれません．ですので，治療法で群別化して単純に結果を比較すると選択バイアスが問題になります．傾向スコアは治療が選ばれる確率ですから０と１の間の値になります．強い化学療法が選ばれる傾向スコアですと，年齢が高いほど低い値になり，腫瘍量が多いほど高い値になります．そこで，この傾向スコアが同じ程度の患者さんを抽出して比較する解析（傾向スコアマッチング）や，患者さんを同程度の傾向スコアの層に分けて解析するサブグループ解析や層別化解析，あるいは傾向スコアを多変量解析の独立変数に用いるなどの方法によって，選択バイアスに対処するのです．

[b] 傾向スコア解析の実際

PubMedで「propensity score」で検索してみると，該当する論文は1990年代は１年に200編前後なのが，1990年代後半から右肩上がりに増加し，2014年には2,000編に近づいています．しかし，未知の交絡因子には対応できませんし，通常の多変量解析と比較して大きな利点はないという意見もあります．また，傾向スコアでマッチングして解析すると，「擬似無作為化」ともいわれるように，論文上の見栄えが良くなるので，そのために行われているような風潮もみられます．

ただ，傾向スコアによるサブグループ解析や層別化解析は，実際に診療現場で行われている治療選択が本当に妥当であるかどうかを検証するうえでも意味はあるかと思います．診療現場の「こういう患者さんは強い化学療法のほうがよい」，「こういう患者さんは強い治療は控えるべき」というような判断が本当に正しいのかどうかは興味深いところです．もし，この判断が正しいとしたら，傾向スコアによって治療の有用性が異なるという交互作用がみられるはずです．

　なお，傾向スコアでマッチングを行って抽出すると，傾向スコアの重なりの大きい層，つまりどちらの治療が選ばれても不思議のないような層の患者さんが主に抽出されますので，解析対象症例数が減りますし，元々の患者さんの分布とは異なった患者層になります．この点を改善するために，症例に重みづけをして解析する方法[IPTW(inverse probability of treatment weighting)など]がありますが，本書では割愛します．

自分でやってみよう！
EZRで傾向スコアでの層別化解析に挑戦してみよう

　治療法別の生存曲線を傾向スコアで層別化して解析する練習をしましょう．メニューから「ファイル」→「既存のデータセットを読み込む」でサンプルファイルの「Survival.rda」を読み込みましょう．このデータセットの変数は，「Age」が年齢，「Sex」が性別，「Disease」が疾患名で，「AML」は急性骨髄性白血病，「ALL」は急性リンパ性白血病，「MDS」は骨髄異形成症候群です．「Treatment」は行われた治療法で「A」と「B」の2種類があります．「OS」が最終転帰で生存中が「0」，死亡が「1」，「DaysToOS」は最終転帰までの日数で，死亡患者の場合は治療開始から死亡までの日数，生存中の患者の場合は治療開始から最終観察日までの日数です．生存中の患者さんは最終観察日で観察を途中で打ち切っていることになるので，「打ち切りサンプル」ということになります．「PS2.3.4」は患者さんの全身状態を表すperformance status（PS）が0か1の患者さんは「0」，2〜4の患者さんは「1」です．

　まず，単純に治療法AとBで生存曲線を比較してみましょう．メニューから「統計解析」→「生存期間の解析」→「生存曲線の記述と群間の比較」と進みます．

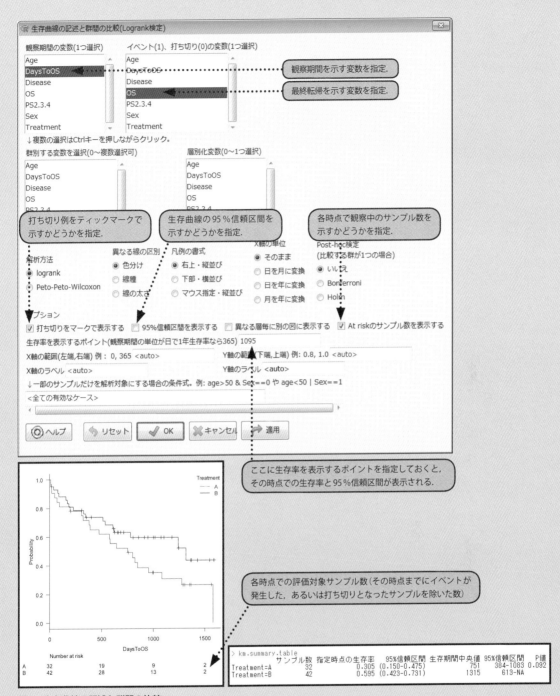

図A　生存曲線の記述と群間の比較

　すると図AのようにKaplan-Meier曲線が表示されるとともに，出力ウインドウには各群の時系列の生存率とその95％信頼区間の表が示され，続いて解析結果のサマリーとして各群のサンプル数，生存期間の中央値，その95％信頼区間，検定結果のP値が表示されます．生存期間の中央値は治療A群が751日で，B群は1,315日，Logrank

検定のP値は0.092で，治療Bが優れているものの有意差には至っていません．

しかし，治療A，治療Bはさまざまな患者背景因子に基づいて決定されているので，各群の背景因子の偏りによる選択バイアスが存在する可能性があります．そこで，患者の背景因子から治療が選択される確率を予測する傾向スコアを計算してみましょう．選ばれた治療を従属変数に指定し，治療選択に影響を与えそうな患者背景（ここでは年齢，性別，疾患，PS）を独立変数に指定してロジスティック回帰を行います．本来，ロジスティック回帰の従属変数は0か1の二値変数であるべきですが，EZRでは従属変数が文字列の場合はアルファベット順に自動的に数値を割り振った解析が行われます（ここでは「A」が0，「B」が1）．メニューから「統計解析」→「名義変数の解析」→「二値変数に対する多変量解析（ロジスティック回帰）」とします．

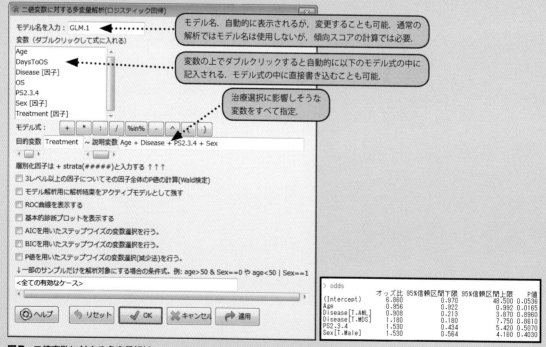

図B 二値変数に対する多変量解析

図Bの結果をみると，治療選択には年齢が最も強く影響しているようです．その他の因子は有意ではありませんでしたが，理論的に影響する可能性があるならば，（サンプル数の許す限り）そのまま独立変数として残しておきます．このモデルを使用して傾向スコアを計算します．モデルに付けられた名前は先ほどの変数指定のダイアログの一番上に表示されていたものですが，解析結果を示す画面からも読み取ることができます．「＞ vif( )」の括弧の中に書かれているのがモデル名です．傾向スコアの変数の作成は，メニューから「アクティブデータセット」→「変数の操作」→「計算式を入力して新たな変数を作成する」と進みます．

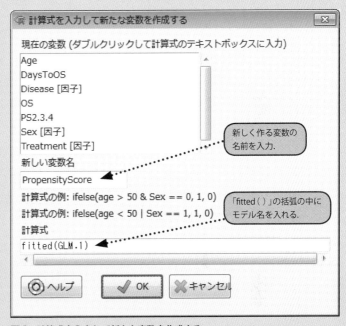

図C 計算式を入力して新たな変数を作成する

　新しい変数名を指定して，計算式のところはfitted( )関数を用います．この関数は括弧内に指定したモデルで予想される値を計算してくれます．これで傾向スコアの変数が作成されました．実際にこの変数が治療選択を反映しているかどうかはヒストグラムやROC曲線で確認してみてください．
　さて，この傾向スコアを実際にどのように解析に使うかはいろいろな考え方がありますが，診療現場では患者さんの背景によって，より良いと思われる治療を選択しているはずですから，傾向スコアによって治療の優劣が異なる交互作用の存在が予測されます．したがって，

層別化して各サブグループでの比較は是非みておきたいところです．ここでは症例数が少ないので傾向スコアの高い群と低い群の2群に分けて解析してみましょう．メニューから「アクティブデータセット」→「変数の操作」→「連続変数を区間で区分する」として，「区間の数」を「2」，「区分の方法」を「同データ数の区間」とすれば，中央値で2群に分割できます．ここで作られた群別変数を，最初の生存曲線の比較に戻って「層別化変数」のところで指定すると，サブグループ解析や層別化解析ができます．オプションの「異なる層毎に別の図に表示する」を選ぶと高スコア群と低スコア群で分けた生存曲線の比較が図示されます．今回の例では，傾向スコアの高低によって治療法の優劣が大きく異なるということはなさそうです．サブグループ解析のLogrank検定の結果は高スコア群と低スコア群でそれぞれ $P = 0.51$ と $P = 0.35$ で，両群を統合した全体の層別化Logrank検定でも $P = 0.26$ で有意差はありませんでした．

〈高スコア群〉 〈低スコア群〉

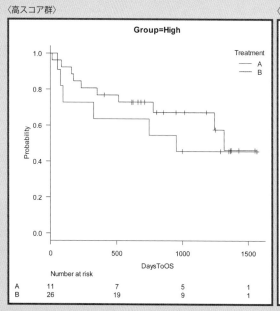
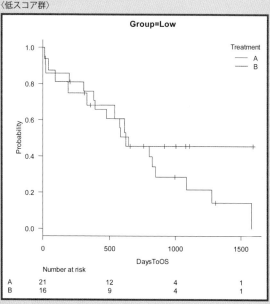

図D 傾向スコアでのサブグループ解析の結果

17 無作為割付比較試験のデザイン
クロスオーバー試験，要因試験ってなに？

優越性や非劣性を証明するための臨床試験のなかで，無作為割付比較試験は比較する群間の背景因子を揃えるためには最も強力な方法です．既知の交絡因子だけでなく，未知の交絡因子も各群で均等に分布することが期待できるからです．無作為割付比較試験にもいろいろなデザインがありますので，以下に紹介します．

[a] 並行群間比較試験

最も一般的によく行われている方法は「並行群間比較試験（parallel design）」です．被験者は無作為にいずれかの群に割り付けられ，各群の症例数は同時並行で増加していきます．

[b] クロスオーバー試験

特殊なデザインとして，クロスオーバー試験や要因試験があります．並行群間比較試験ではそれぞれ被験者が受ける治療はいずれか一つだけであるのに対して，「クロスオーバー試験（crossover design）」では，それぞれの被験者がいずれの治療も受けます．たとえば治療Aと治療Bを比較するクロスオーバー試験では，すべての被験者が治療A，治療Bの両方の治療を順番に受けるのですが，その治療

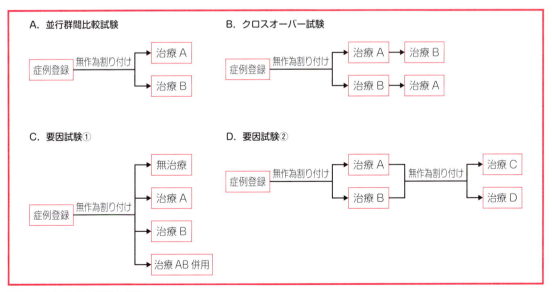

図8 無作為割付比較試験の種類

の順序を治療A→治療Bとするか，治療B→治療Aとするかを無作為に割り付けるのです．一人一人の患者において治療Aと治療Bを比較することができるので，患者背景に左右されない比較が可能になるという利点があります．しかし，先に行った治療が後ろの治療の効果判定に影響を与えてしまうという「持ち越し効果」への対応が必要になります．先行治療の直接的な影響を避けるために，影響が抜けるまでの十分な期間（ウォッシュアウト期間）を設定しますが，それでも，その期間に疾患が進行してしまう可能性があるなど，数々の難しい問題が含まれています．

　なお，並行群間比較試験でも，倫理的な観点から治療のクロスオーバーを認めている場合があります．たとえば新規抗がん剤とプラセボを比較する臨床試験で，腫瘍が増悪した場合にはプラセボ群でも新規抗がん剤の使用を認めるというようなデザインです．この場合，無増悪生存期間には大きな差がついたとしても，全生存率には差がつきにくいということになります．

[c] 要因試験

　「要因試験（factorial design）」は複数の治療のさまざまな組み合わせを用いて，それぞれの治療の有効性を同時に評価する試験デザインです．たとえば治療Aの投与の有無，治療Bの投与の有無を組み合わせると，「無治療」，「治療Aのみ」，「治療Bのみ」，「治療AB併用」の4群の比較になります（2×2要因試験）．単純な4群の比較試験とは異なり，2×2要因試験では治療Aの効果と治療Bの効果の交互作用も評価することになります．治療A，治療Bに複数の用量を設定して，それらを組み合わせた多群の比較を行う場合もあります（それぞれに治療なしを含めてm，n段階の用量設定があればm×n要因試験）．初期治療での2群の比較と維持療法での2群の比較のように，時期をずらし2回の無作為化が行われることもあります．

　交互作用の有無を評価することを主な目的として行われる場合もありますが，交互作用が存在しないと想定される場合には，限られた症例数のなかで，複数の治療の効果を評価できるという利点があります．

▶ 交互作用の詳細は「交絡ってなに？」（74ページ）を参照．

18 無作為割り付けの方法は？
封筒法でいいの？

[a] 無作為割り付けは事務局で

無作為割り付けの目的は交絡因子が各群に均等に分布するようにすることです．実際に割り付けを行うための方法はいくつかあります．最も簡単に行うことができるのは「封筒法」，すなわち中身の見えない封筒の中に割り付け群を書いた紙を入れておいて，症例登録ごとに一つずつ封筒を開封して割り付け群を決めるという方法です．しかし，開封を各研究参加施設で行った場合には，担当医の好まない治療法に割り付けられた場合，さらに別の封筒を開封したり，割り付けられた治療を無視して別の治療を行ったりする頻度が高くなるということが過去の臨床試験で示されています．したがって，各研究参加医師ではない第三者による事務局で無作為割り付けは行われるべきです．

[b] 層別化割り付けと不均等割り付け

また，無作為化を行っても，ある確率で偶然に各群の患者背景に偏りが生じることがあります．そこで，絶対に偏りが生じてほしくないような予後因子（たとえば心血管イベントに対する喫煙の有無など）については層別化した無作為化を行います．喫煙者と禁煙者の2層に分けて，各層のなかで無作為割り付けを行うことによって各群の喫煙割合を揃えることが可能になります．しかし，この方法で層別化できるのは通常は2，3個の因子までとされています．

より多くの背景因子について調整を行いたい場合は，割り付けの時点までにすでに各群に割り付けられている症例のバランスによって，次の症例がどちらの群に割り付けられるかの確率を変動させるという方法（動的割り付け）が行われることがあります．たとえば，登録施設，年齢，性別，喫煙の有無，高血圧の有無の4つの背景因子を群間で揃えたいのであれば，新たに割り付けを行う症例の登録施設，年齢，性別，喫煙の有無，高血圧の有無と同じ条件の症例が過去にどちらに多く割り付けられているかをみて，この新しい症例については過去の割り付けが少ないほうの群に割り付けられる確率を高めに設定します（最小化法）．

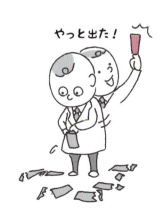

なお，研究の背景によっては各群への割り付けを1：1にするのではなく，2：1あるいは3：1というようにあえて不均等

にする場合もあります．たとえば，新規治療薬とプラセボとの無作為割付比較試験の場合，新規治療薬に割り付けられる確率を高く設定することによって研究への参加意志を高める効果が期待できます．

19 | ブロック割り付けというのはどういう方法？

　登録された患者さんをまったく無作為にA群とB群に割り付けていくと，最終的にA群とB群の症例数に違いが出てくる可能性があります．たとえば100症例を登録したところ，A群が60症例，B群が40症例になってしまうようなことがあります．そこで，簡単な方法で両群の症例数の差が生じないようにしたい場合には「ブロック割り付け」を行います．たとえば6症例を1つのブロックとして，そのなかではA群とB群に3症例ずつ割り付けられるように設定します．すると，全体が100症例であれば，96症例（16個のブロック）を登録した時点で各群に48症例ずつ割り付けられます．最後のブロックの4症例でわずかに偏りが生じる可能性はありますが，最も差がついたとしても51症例と49症例の2症例の違いにとどめることができます．層別化割り付けの場合は，たとえば施設Aの喫煙患者のブロックというように，層別化因子に対応したブロックを用意しておいて割り付けることができます．

　ただし，ブロックの大きさ（一つのブロックが何症例か）がわかってしまうと，各ブロックの後半の症例がどちらに割り付けられるかを予測できるようになってしまうので，ブロックの大きさは非公開にしておかなければなりません．ブロックの大きさを試験のなかで変化させることもあります．

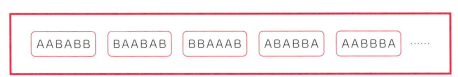

図9　ブロック割り付け
各ブロックの中でA群とB群に3症例ずつ割り付けられる．1つのブロックに何症例が含まれるかは公開しない．

20 盲検化はどのように行うの？

▶「情報バイアスってなに？」(73ページ)を参照.

患者，治療者，効果の判定者が実際に割り付けられた治療内容を知ってしまうと，さまざまなバイアスが生じる可能性があります．そこで，「盲検化(blindingあるいはmasking)」，すなわち，実際に行われている治療が知られないようにすることでバイアスが生じることを防ぎます．たとえば，ある薬剤の効果を調べたい場合，本当の薬剤(実薬)と，それと見た目はそっくりな偽物の薬剤(偽薬，プラセボ)を用いることで実際の治療がわからないようにします．実薬Aと実薬Bの盲検化比較の場合は，「実薬Bにそっくりな偽薬と実薬A」の群と「実薬Aにそっくりな偽薬と実薬B」の群を比較することになります．

被験者だけが治療がわからないようにするのが「単盲検法(single-blind)」，被験者と判定者のいずれも治療がわからないようにするのが「二重盲検法(double-blind)」です．したがって，二重盲検無作為割付比較試験はさまざまなバイアスの問題を最小限に抑制できる臨床試験です．ICH-E9のガイドラインでは，治験では「被験者」，「被験者の治療または判定を行う医師」，「治験依頼者」のスタッフのすべてが割り付けがわからないようになっている状態を二重盲検と定義しています．ただし，試験の内容によっては盲検化が困難である場合もあります．たとえば悪性腫瘍患者さんを対象として化学療法と外科的切除を比較するような試験での盲検化は現実的には難しいでしょう．

▶ ICHガイドラインの詳細は「GCPってなに？ICHってなに？」(146ページ)を参照.

盲検化の状態は臨床試験が終了して，データが固定される頃まで維持されます(それまで割り付けは公開されない)．ただし，重篤な有害事象が生じた場合は，適切な治療を行うために割り付けられた治療の情報が必要になることがあります．そこで，緊急の事態に対応して割り付け群を開示できる体制について検討しておかなければなりません．

偽薬の入手などの関係で盲検化が難しい場合も，せめて治療の効果判定だけでも盲検化することができれば信頼性は高まります．

PROBE法は「prospective randomized open blinded-endpoint」，すなわち，被験者や被験者の治療を行う医師は割り付けられた治療を知っているのですが，治療効果の判定者には割り付けがわからないという条件で行う無作為割付比較試験です．

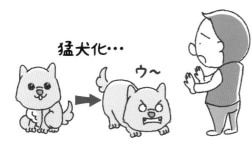

21 プロトコール通りの治療が行われなかった患者さんの扱いは？
ITT，FAS，PPS，どれがいいの？

[a] ITT解析

無作為割付比較試験で，実際には割り付けられた治療を受けなかった患者さんが存在する場合があります．そのような場合に，割り付けられた治療を受けなかった患者さんを解析時にどのように扱うかについては，試験を開始する前に決めておく必要があります．

最も単純な考え方は，実際に行われた治療で比較することですが，これは大きなバイアスを生じる危険性があります．たとえば，効果が高く副作用も強い治療Aと，効果は弱く副作用も軽い治療Bの比較において，治療Aに割り付けられたものの全身状態が悪いために治療を断念したり，治療Bに変更したりすると，実際に治療Aを受けた患者群は全身状態の良い患者さんだけが選ばれた集団ということになってしまうのです．

そこで，広く行われている解析方法は「ITT（intention-to-treat）解析」，すなわち実際に受けた治療にかかわらず（割り付けられた治療を受けていなかったとしても），割り付けられたすべての患者を割り付けられた群に含めて解析する手法です．この方法なら前述のようなバイアスを回避することができますが，群間の差は縮小し，有意差を出すのは難しくなります．

[b] FAS解析とPPS解析

しかし，ITT解析の解析対象の定義が曖昧だったということもあって，最近は「最大の解析対象集団（full analysis set：FAS）」の解析がよく行われています．これは，無作為に割り付けられたすべての被験者から，適格条件を満たしていなかった症例など，必要最小限の症例を除外した集団を対象とする解析で，ITTの原則に近い概念での解析方法です．

一方，実際に研究計画書の通りに治療を受けた患者さんだけを対象にする解析がPPS（per protocol set）解析です．試験治療への曝露，治療効果の評価，大きな研究計画違反の有無などにおいて，試験治療の効果を十分に反映していると考えられる被験者だけを対象にします．PPS解析の結果はバイアスの影響を強く受けますが，FAS解析の結果とPPS解析の結果の両者を提示することで，より多くの情報

が得られるようになります.

なお，ITT解析やFAS解析は群間の差を小さくする方向に働くので，非劣性試験では，本当は非劣性ではないのにITT解析あるいはFAS解析によって非劣性が証明されてしまうというエラーを生じるリスクがあるということに注意が必要です.

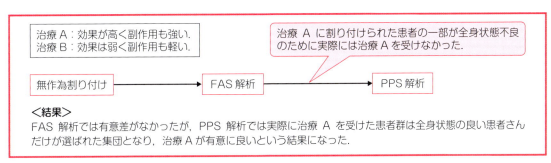

図10 FAS解析とPPS解析の結果に乖離が生じる例

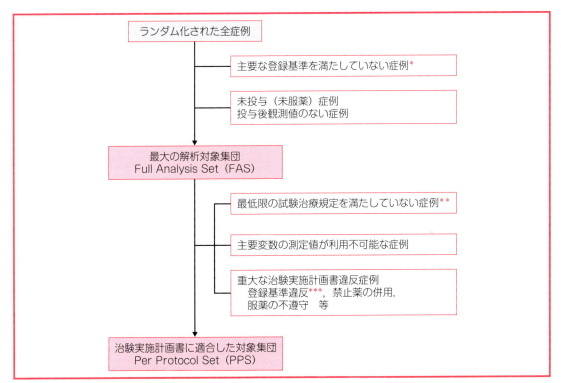

図11 基本的なFASとPPSの構成
*：確定診断により対象外疾患と判定されている症例や，明確に定義された客観的に判定可能な重要な選択・除外基準に抵触する症例，**：たとえば有効性を評価するために必要な最小の投与期間を完了していない場合，***：*以外の登録基準に明らかに違反する．
（日本製薬工業協会 医薬品評価委員会 臨床評価部会：「臨床試験のための統計的原則」に関する問題点の解説，医薬出版センター，p8，1999．http://www.jpma.or.jp/information/evaluation/publishing_center/pdf/001.pdf）

22 モニタリングと監査ってなに？

[a] モニタリングと監査の違い

治験では，これまでもモニタリングや監査が行われてきましたが，「人を対象とする医学系研究に関する倫理指針」では，治験以外の臨床試験でも「モニタリング(monitoring)」や，試験によっては「監査(audit)」も求められるようになりました．モニタリングは，研究が適正に行われることを確保するため，研究がどの程度進捗しているかや，倫理指針および研究計画書に従って行われているかについて調査することです．一方，監査は，研究結果の信頼性を確保するために，研究が倫理指針および研究計画書に従って行われたかについて調査することです．

文言ではわかりにくいですが，工場での製造作業における品質管理(quality control：QC)と品質保証(quality assurance：QA)に当てはめるとわかりやすくなります．工場では目標とする品質の製品を製造するために持続的にチェックを行ってフィードバックしています．この作業が「品質管理」で，臨床試験の「モニタリング」に相当します．一方，「品質保証」は，製品の品質が保たれていることを確認するために，たとえば完成した製品を抜取り検査するような作業であり，臨床試験の「監査」に相当します．

[b] モニタリングと監査の実際

モニタリングは必ずしも施設に訪問(site visit)する必要はなく，多施設共同研究では「中央モニタリング(center monitorinig)」という形式で行われることもあります．試験実施中に生じる問題を抽出し，問題がある場合には修正と改善を提言していきます．登録状況，登録症例の適格性，プロトコール逸脱の有無，有害事象の発生状況などについて評価します．そして，その結果をフィードバックすることによって研究が適正に進むようにします．

監査は必ず施設訪問が必要になります．報告された情報と原資料(診療録，検査結果など)の照合(source document verification：SDV)を行ったり，臨床試験の実施体制が適切であるかどうかの評価を行ったりします．監査結果も監査結果報告書としてフィードバックが行われます．

モニタリングや監査の実施は研究責任者の責務であり，研究責任者が指定した人あるいは部門，組織が行います．監査は，一人一人の被検者の情報だけでなく，モニタリングを含めた研究実施体制全体を評価しますので，モニタリングとは独立した部門が実施しなければなり

▶「研究計画書を書いてみよう！—⑮モニタリングと監査—」(179ページ)を参照．

ません．もちろん研究に携わる人が監査を行うこともできませんが，研究機関内の人が担当にもよいとされています．

　日本国内の治験で行われているレベルのモニタリング，監査を，一般の臨床試験で行うことは難しい場合が多く，現実と照らし合わせたモニタリング，監査の方針を定めていかなくてはなりません．国立がん研究センターは，日本国内の6つのがんの多施設共同臨床試験グループ（Japanese Cancer Trial Network：JCTN）共通のモニタリング，監査の共通ガイドライン（http://www.ncc.go.jp/jp/about/rinri/cras/index.html）を公開しているので参考にすることができます．また，厚生労働省の研究班と大学病院臨床試験アライアンスで作成された「臨床試験のモニタリングと監査に関するガイドライン」（https://www.jscpt.jp/press/2015/pdf/150601_all.pdf）も有用な資料です．

23 臨床研究データの回収はどうすればいいの？

　臨床試験のデータは症例報告書（case report form：CRF）を介して収集します．紙のCRFに担当医あるいは臨床試験スタッフが記入して，回収したCRFの内容をデータベースに打ち込むという作業が一般的に行われてきましたが，最近はこれらの作業を電子化するEDC（electronic data capture）システムも用いられるようになっています．すなわち，臨床試験に参加した症例のデータを紙のCRFに記入するのではなく，直接，各参加施設のPC上の専用ソフト（あるいは専用WEBサイト）で入力し，データをインターネットなどを経由して研究事務局に送付するシステムです．厳重なセキュリティが求められますので，IDやパスワードの管理，データの暗号化などを含めて専門のシステム担当者の参加が必要になります．

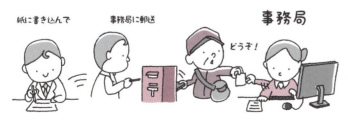

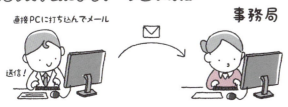

　EDCシステムを採用することによって，データ入力の労力も軽減されますし，入力

時にデータのチェックを行うことで，欠損値の有無やデータに矛盾がないかどうか(ロジカルチェック)を自動的に行うことができるようになります．研究事務局は送付されたデータを参照することによってリアルタイムでデータをモニターすることができます．

24 回収した臨床研究データを解析に使用できるようにするにはどうすればいいの？

　データの管理にはPC上のソフトを使用します．さまざまなソフトがありますが，基本的には臨床試験のデータはデータシートに保存されます．データシートのなかでは個々の症例データは同じ行(1，2，3，…)に横に並べられます．各列(A，B，C，…)には一つ一つの変数(年齢，性別，治療法，治療効果など)のデータを入力します．データシートに直接入力していく方法はバックエンド方式，データ入力用のフォームに入力していく方法はフロントエンド方式と呼ばれています．比較的単純なデータであればバックエンド方式で対応可能で，統計ソフトやExcelなどの表計算ソフトで入力することができます．しかし，複雑なデータの場合(たとえば一人一人の症例で多数の項目の評価を複数ポイントで行っているような場合)はリレーショナルデータベースを使用するほうが便利です．リレーショナルデータベースでは，患者基本情報のデータシートと，各ポイントでの評価結果の複数のデータシートを個人を同定するIDによってつなぎあわせることができます．Access，FileMaker Proなどのリレーショナルデータベースソフトが広く使用されています．

　データ入力が終了したら欠損値や外れ値のチェックを行います．そ

▶「欠損値，外れ値はどうすればいいの？」(次ページ)を参照．

	A	B	C	D	E
1	患者番号	年齢	性別	治療法	奏効
2	1	65	女性	A	有効
3	2	71	男性	B	無効
4	3	60	男性	A	有効
5	4	67	男性	A	無効
6	5	58	男性	A	有効
7	6	54	女性	B	無効
8	7	62	男性	B	無効
9	8	56	女性	B	無効

個々の患者データは横に並ぶ．

図12 データシートの例

して，いったんデータを固定したら，その後はむやみに変更を行わないことが重要です．もし，変更を行う場合には，その変更の履歴と変更理由を記録しておくことによって追跡可能性（traceablity）を維持できるようにします．そして，最終的に正確なデータが固定されてから解析を開始します．

データは個人情報の流出やデータの不正な書き換えが行われないように管理しなければなりません．

▶ データの保管期間については「研究データはいつまで保管すればいいの？」（170ページ）を参照．

25 欠損値，外れ値はどうすればいいの？

[a] 欠損値と外れ値

最も重要なことは欠損値や外れ値を発生させないことであり，データ入力時に欠損値の有無やデータに矛盾がないかどうかのチェックを行うシステムを用いることが望まれます．また，すでに発生してしまった欠損値や外れ値に対しては，可能な限り正しいデータで補う努力をすべきです．しかし，特に後方視的研究などではこれらの作業にも限界があります．

[b] 欠損値の扱い方

欠損値の扱いとしては，まずは欠損値が生じた原因について考えることが大切です．欠損がまったくランダムに生じている場合（missing completely at random：MCAR）は大きなバイアスの原因にはなりませんが，何か特殊な原因がある場合（たとえば白血球数が少なすぎるために白血球分画が測定できず欠損値になっているような場合）には単に欠損値を除外して解析するとバイアスを生じる危険性があります．

後方視的研究での欠損値の扱い方には**表5**に示すような方法が考

表5 欠損値への対処方法

① 欠損値を一つでも含むサンプル（症例）は除外する，あるいは個々の統計解析において必要なデータに欠損値のないサンプルだけで解析する．
② 欠損値を一つのグループとして扱う．
③ 欠損値に他の症例の平均値や中央値などの単一の値を当てはめる，または他の独立変数から重回帰，ロジスティック回帰などによって推測される値を当てはめる（代入法，imputation），あるいは推測値に，さらにバラツキを配慮して乱数を発生させた複数の値を欠損値に埋め込んだデータセットをいくつか作成し，それぞれの解析結果を最後に統合する（多重代入法，multiple imputation）．

えられますが，表の①あるいは②の方法がよく用いられています．たとえば一つの方針として，5〜10％以上が欠損値の場合は②の方法で解析し，5〜10％未満なら①の方法で解析するということも考えられます．しかし，①の方法で解析する場合にも，欠損値群と非欠損値群の比較を行って，欠損例の除外が解析に影響していないことを確認するのがよいでしょう．

[c] 外れ値の扱い方

連続変数の場合は他の値から極端にかけ離れた値，いわゆる外れ値がないかどうかについても検討が必要です．まずはデータの分布をヒストグラムや箱ひげ図などでグラフ化して眺めてみるのがよいでしょう．外れ値は単に入力ミスによって生じている場合もありますが，他に何らかの理由が隠れている可能性もあるので，単純に除外して解析するのではなく，なぜ外れ値が発生したか，その原因を考察することが重要です．外れ値が存在するようにみえても対数変換すると正規分布に近づくような場合もあります．また，解析する際にはノンパラメトリックな解析はパラメトリックな解析と比較して外れ値の影響を受けにくいという特徴があります．外れ値を残した場合の解析結果と，外れ値を除外した場合の解析結果を比較してみるという方法も考えられます

26 中間解析ってなに？
早く結果が知りたければ途中で解析してもいいの？

臨床試験が終了する前に行われる解析のことを「中間解析」といいます．たとえば，明らかに片方の群の治療成績が劣っている，あるいは明らかに片方の群の安全性に問題があるような場合，無作為割り付けを漫然と継続することは倫理的ではないということになります．そのような状況を想定して，あらかじめ試験を途中で中止することができるようにするために中間解析が行われることがあります．

しかし，むやみに中間解析を行うことは，偶然に有意な結果が出てしまう確率が高まる多重比較の問題を生じます．したがって，中間解析は研究計画書に実施計画を記載して，いつ実施するか，どのような解析を行うか，どのような結果が出たらどのような対応を行うかなどについて明らかにしておく必要があります．また，中間解析時点と試

験終了時点で繰り返し検定を行うことになるので，多重比較を考慮して，試験全体としてαエラー（第一種の過誤）が0.05になるように，中間解析および最終解析の有意水準を決定しなければなりません．「群逐次法」と呼ばれる方法などで計算が行われますが，本書では詳細は割愛します．

中間解析の結果はその後の症例登録に影響を与える可能性があるため，試験が中止になる場合を除いて，その結果が漏れないように実施しなければなりません．

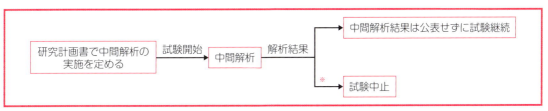

図13 臨床試験の中間解析
※：試験を中止すべきという結果があった場合に限り試験を中止する．
（例）・明らかに治療成績の劣る群が存在する．
　　・明らかに安全性に問題のある群が存在する．
　　・試験を完遂しても有意な結果が得られる可能性がきわめて低い．

27 症例が集まらない
試験の途中で選択基準，除外基準を変更してもいいの？

本来は試験途中での選択基準，除外基準の変更は望ましくはないですが，いくつかの状況においては，変更が認められる場合があります．一つは，試験の中間解析の結果，あるいは他の臨床試験の結果などの新しい情報によって，試験開始時とは状況が変化し，被験者群の設定を変更することが適切となった場合です．また，登録基準の制限が厳しすぎたために症例登録が進まないという場合にも選択基準，除外基準の変更を検討する場合があります．必要に応じて必要症例数や解析方法などについても同時に変更を加えます．変更を行う場合は研究計画書を改訂し，変更について倫理委員会で承認を受ける必要があります．

28 GCPってなに？ ICHってなに？

「GCP（Good Clinical Practice）」は医薬品の臨床試験を実施するための基準です．日本国内には1990年に「医薬品の臨床試験の実施に関する基準」として最初のGCPが施行されましたが，法的拘束力はありませんでした．しかし，1997年に施行された省令によるGCP（新GCP）によって，治験の実施にあたってGCPに違反した場合には法的に罰せられるようになりました．一方，治験以外の臨床試験は倫理指針に従うことは求められていますが，GCPに従うことは必須とはされていません[注]．そのため，日本国内の臨床試験によって得られたデータは医薬品の承認審査に使用することはできず，医薬品の承認審査を得るためには改めてGCPに準拠した治験をやり直す必要があります．今後はGCPを弾力的に（過剰な厳密さを求めないように）運用しながら，治験以外の臨床試験のデータも医薬品の承認申請に活用できるようにしていく方向性が必要かもしれません．

なお，「ICH」とは，「International Conference on Harmonisation of Technical Requirements for Registration of Pharmaceuticals for Human Use（日米EU医薬品規制調和国際会議）」の略称で，欧米や日本の新薬承認審査の基準を統一し，非臨床試験・臨床試験の実施方法なども標準化することによって，治験の不必要な繰り返しを防ぎ，医薬品の開発・承認申請の効率化をもたらしています．日本製薬工業協会は創始メンバーとして参加しています．

ICHは**表6**に示すようにさまざまな新薬承認に関するガイドラインを発行しています．これらは医薬品医療機器総合機構（PMDA）のホームページ（http://www.pmda.go.jp/int-activities/int-harmony/ich/0011.html）からダウンロードすることができます．

また，動物実験などの前臨床試験の実施基準としてはGLP（Good Laboratory Practice），医薬品製造，管理の基準としてはGMP（Good Manufacturing Practice）が定められています．

注）2016年8月時点で，新たな臨床研究法案が検討されており，その案では未承認・適応外の医薬品などの臨床研究や，製薬企業から資金提供を受けて実施する当該企業の医薬品等の臨床研究を特定臨床研究と定義し，これらの実施については法的に規制することを検討している．

表6 ICHガイドライン

ICH-E1	致命的でない疾患に対し長期間の投与が想定される新医薬品の治験段階において安全性を評価するために必要な症例数と投与期間
ICH-E2A	治験中に得られる安全性情報の取り扱いについて
ICH-E3	治験の総括報告書の構成と内容に関するガイドライン
ICH-E4	新医薬品の承認に必要な用量−反応関係の検討のための指針
ICH-E5	外国臨床データを受け入れる際に考慮すべき民族的要因についての指針
ICH-E6	Guideline for Good Clinical Practice
ICH-E7	高齢者に使用される医薬品の臨床評価法に関するガイドライン
ICH-E8	臨床試験の一般指針
ICH-E9	臨床試験のための統計的原則
ICH-E10	臨床試験における対照群の選択とそれに関連する諸問題
ICH-E11	小児集団における医薬品の臨床試験に関するガイダンス
ICH-E12	降圧薬の臨床評価に関する原則
ICH-E14	非抗不整脈薬におけるQT/QTc間隔の延長と催不整脈作用の潜在的可能性に関する臨床的評価
ICH-E15	ゲノム薬理学における用語集
ICH-E16	医薬品またはバイオテクノロジー応用医薬品の開発におけるバイオマーカー：適格性確認のための資料における用法の記載要領，資料の構成及び様式
ICH-E17	国際共同治験
ICH-E18	ゲノム試料の収集及びゲノムデータの取扱い

29 CRO？ SMO？ CRA？ CRC？
略語がよくわからない

まず，CRO（contract research organization，医薬品開発業務受託機関）とSMO（site management organization，臨床試験施設支援機関）は組織（機関）です．CRA（clinical research associate，臨床研究モニター）とCRC（clinical research coordinator，臨床研究コーディネーター）は個人です．

CROは臨床試験を計画・遂行する組織（多くの場合は治験を行う製薬企業）の依頼を受けて，臨床試験に関連するさまざまな業務を代行したり支援したりする組織です．具体的には臨床試験のモニタリン

グ，データ管理，統計解析，承認申請書類作成などの業務を行います．CROには実際にモニタリングを担当するCRAのほか，症例登録業務担当者，データ管理担当者，品質管理担当者，統計解析担当者など，さまざまな業務の担当者が所属しています．

一方，SMOは臨床試験を実際に行う参加施設（病院）の依頼を受けて，臨床試験の現場の医師，看護師などの業務を支援します．具体的には施設の試験実施に関する手順書（standard operating procedure：SOP）作成，GCP（good clinical practice）対応書式提供，臨床試験（あるいは治験）審査支援，CRCの派遣などの業務を行います．CROには，CRCやSMA（site management associate，臨床試験事務処理担当者）などが所属しています．

すなわち，治験であれば製薬会社を支援するのがCRO，病院を支援するのがSMOということになります．

CRAとCRCの違いについては，CRAは臨床試験が計画通りに実施されているかを確認（モニタリング）したり，最終的なデータを回収したりする役割を担当しているのに対して，CRCは診療現場で医師，看護師，被験者と接しながら，被験者への試験の説明，モニタリングや監査の対応，症例報告書の作成などを支援します．

なお，最近は大学などの学術研究機関（アカデミア）の内部に臨床研究を支援する組織が設置されることも多くなり，ARO（academic research organization，アカデミック臨床研究機関）と呼ばれています．

表7 臨床試験を支援する組織や人

1. 支援組織	
CRO	Contract Research Organization，医薬品開発業務受託機関
SMO	Site Management Organization，臨床試験施設支援機関
ARO	Academic Research Organization，アカデミック臨床研究機関

2. 支援担当者	
CRA	Clinical Research Associate，臨床研究モニター
CRC	Clinical Research Coordinator，臨床研究コーディネーター

30 | 研究費はどうすれば獲得できるの？

臨床研究を行う際には研究費が必要になります．保険適用外の検査や投薬を行う場合に研究費が必要ですし，データ管理，モニタリング，監査などを委託する場合にはその費用も発生します．どんなに重要な研究であったとしても，必要な研究費を確保できなければ研究の実施を断念せざるを得ません．

研究費を獲得する方法としては大きく分けると競争的資金を得る方法と製薬企業などから資金を得る方法があります．競争的資金は文部科学省，厚生労働省などの公的資金や財団などの資金で，定期的に公募が行われています．2015年には，文部科学省，厚生労働省，経済産業省に計上されてきた医療分野の研究開発に関する予算を集約して，基礎段階から実用化まで一貫した研究のマネジメントを行うために国立研究開発法人 日本医療研究開発機構（AMED）が設立され，さまざまな研究事業についての研究公募が開始されました．これらの公募に対して申請書を提出すると審査が行われ，採択された研究に対して研究費の支援が行われます．しかし，これらの多くは狭き門であり，魅力的な研究計画を立てることが重要です．医師主導治験に対しては公益社団法人 日本医師会治験促進センター（JMACCT）も公募を行っています．

製薬企業から資金を得る方法は日本国内では比較的簡便であり，直接的な寄附，あるいは財団を介する形での寄附によって研究が行われていました．しかし，このような形態の資金援助は研究者と製薬企業との関係が不透明であり，さまざまな利益相反の問題が生じました．そこで，現在は製薬企業から資金を得て研究を実施する場合は，製薬企業との共同研究あるいは受託研究などの契約に基づいて実施することになっています．製薬企業から資金を得ることは悪いことではありません．「利益相反ってなに？ どのように管理すればいいの？」（168ページ）にも紹介しているように，製薬企業との関係性について明確にしておくことが重要なのです．ただし，研究の計画，実施，解析，解釈，報告に際しては科学的に判断すべきであり，製薬企業の利害にとらわれてはいけません．

▶ 治験については「臨床研究にはどういう種類があるの？」（65ページ）を参照．

C 新しい倫理指針をしっかりと理解しよう！

1 どうして倫理指針が必要なの？

[a] 過去の非倫理的な臨床試験

　過去には数多くの非倫理的な臨床試験が行われてきました．有名なのは第二次世界大戦中にナチスが強制収容所のユダヤ人に対して行った人体実験などですが，その後も非倫理的な臨床試験は数多く行われました．Beecherは，1964年に有名誌に掲載された100件の臨床試験を調査し，12件は非倫理的であったと報告しました[1]．たとえば，「悪性黒色腫の患者から，腫瘍細胞がその母親に移植された．その目的は腫瘍免疫の解明と，腫瘍に対する抗体が産生されれば患者の治療に役立つかもしれないという望みである．しかしすでに終末期であった患者（娘）は移植の翌日に死亡したため，後者の目的は現実的ではなかったであろう．母親に移植した腫瘍細胞は移植24日目に広く切除されたが，母親は移植後451日目に悪性黒色腫の全身転移で死亡した」というような現代では考えられないような臨床試験も行われていたのです．

　ナチスの人体実験はニュールンベルグの国際軍事裁判所で裁かれ，その判決文のなかで臨床試験の基本原則として10項目からなる基本理念が制定されました．これが「ニュールンベルグ綱領」(1947年)であり，医学的な実験には「被験者の自発的な承諾が前提であり，決定を下すことができる知識が与えられ，十分な理解を得たうえで，被験者本人の同意が必要である」というインフォームド・コンセントの概念が記されています．

[b] 倫理指針の制定

　世界医師会はこれに基づき，1948年に「ジュネーブ宣言」，1949年に「医の倫理の国際綱領」，1954年に「研究・実験の原則」を発表し，さらに，1964年に人を対象とする医学研究の倫理的原則として「ヘルシンキ宣言」を発表しました．「ヘルシンキ宣言」はその後，1975年，1983年，1989年，1996年，2000年，2008年，2013年に一部修正されていますが，現在でも臨床試験の倫理的原則として最も重要なものです．日本医師会 (http://www.med.or.jp/wma/helsinki.html) のホームページに全文の和訳が掲載されていま

[1] Beecher HK: Ethics and clinical research. N Engl J Med **274**: 1354-1360, 1966

すので，臨床試験に携わる人は必ず通読しましょう（表紙を含めてわずか6ページです）．

日本国内の臨床研究の倫理指針としては，「疫学研究に関する倫理指針」と「臨床研究に関する倫理指針」が統合され，2014年に「人を対象とする医学系研究に関する倫理指針」が制定されました（2015年4月から施行）．次項からは，この指針の内容について，特に研究者に関連した部分を中心に，「人を対象とする医学系研究に関する倫理指針ガイダンス」の内容も交えて紹介します（研究機関の長に求められる責務などは割愛しています）．

2 「人を対象とする医学系研究に関する倫理指針」はどんな研究に適用されるの？

「人を対象とする医学系研究に関する倫理指針」が適用されるのは，日本国内の研究機関で実施される，あるいは日本国内において実施される人を対象とする医学系研究です．また，遺伝子治療などの他の指針の適用範囲に含まれる医学的研究についても，その指針に規定されていない事項は「人を対象とする医学系研究に関する倫理指針」の規定に従わなければなりません．ただし，法令の規定により実施される研究，法令の定める基準の適用範囲に含まれる研究は対象となりません．また，すでに学術的な価値が定まり，研究用として広く利用され，かつ一般に入手可能な試料・情報や「すでに連結不可能匿名化されている情報」だけを用いる研究も対象外となります．

▶ 匿名化の詳細は「匿名化ってどうやるの」（166ページ）を参照．

しかし，研究に用いようとするとき，あるいは他の研究機関に提供しようとするときに連結不可能匿名化する場合や，連結可能匿名化された情報で他から提供を受けたものについて，その情報を用いて研究を実施する研究機関において対応表を保有しない場合は，「すでに連結不可能匿名化されている情報」を用いる研究には該当せず，この指針が適用されます．

また，診療録を調査するような後方視的研究（後方視的コホート研究）もこの指針の適用範囲内となり，倫理審査などの手続きが必要になりますが，通常は迅速審査での取り扱いが可能です（各施設の倫理委員会の判断）．ただし，学会発表や論文発表を行わず，施設内の診療の改善目的においてのみ調査を行う場合は指針の対象にはなりません．

3 研究者に求められる責務は？

まず、研究者は**表1**に挙げられているような研究対象者への配慮が必要です。また、研究の倫理的な妥当性、科学的な合理性を確保するために**表2**に書かれているようなことを行わなければなりません。そして、研究を実施する前に、研究に関する倫理や、当該研究の実施に必要な知識および技術に関する教育・研修を受けなければなりません。そして、この教育・研修は研究期間中も継続されることが求められています。

なお、本指針は「被験者」ではなく「研究対象者」という表記をしていますので、本書でもこの指針に関連する項目では「研究対象者」としています。また、指針の内容を抜粋した表を適宜掲載していますが、大意に変更がない範囲で内容を短縮しています。

表1 研究対象者への配慮

① 研究対象者の生命、健康及び人権を尊重する.
② 原則としてあらかじめインフォームド・コンセントを受ける.
③ 研究対象者又はその代諾者等及びその関係者からの相談、問合せ、苦情等に適切かつ迅速に対応する.
④ 研究の実施に携わる上で知り得た情報を正当な理由なく漏らしてはならない.
⑤ 研究に関連する重大な懸念が生じた場合には、速やかに研究機関の長及び研究責任者に報告する.

（文部科学省、厚生労働省：人を対象とする医学系研究に関する倫理指針、p7、2014より抜粋）

表2 研究の倫理的妥当性及び科学的合理性の確保等

① 倫理審査委員会の審査及び研究機関の長の許可を受けた研究計画書に従って、適正に研究を実施する.
② 研究の倫理的妥当性あるいは科学的合理性を損なう事実あるいは情報または損なうおそれのある情報を得た場合（③に該当する場合を除く）には、速やかに研究責任者に報告する.
③ 研究の実施の適正性あるいは研究結果の信頼を損なう事実あるいは情報または損なうおそれのある情報を得た場合には、速やかに研究責任者又は研究機関の長に報告する.

（文部科学省、厚生労働省：人を対象とする医学系研究に関する倫理指針、p7、2014より抜粋）

4 研究責任者に求められる責務は？
①研究の開始前に必要なこと

研究責任者は，まず研究開始前に適切な研究計画書を作成しなければなりません．研究が倫理的に妥当であること，そして科学的合理性が確保されていることに留意して研究計画書を作成します．また，研究対象者への負担，予測されるリスク，利益を総合的に評価して，負担やリスクを最小限に抑えるための対策を立てておきます．

研究責任者は，研究開始前に研究の概要や研究に関する情報を登録します．

さらに，研究責任者は，研究計画書に従って研究が適正に実施され，その結果の信頼性が確保されるように，研究の実施に携わる研究者をはじめとする関係者を指導・管理する責務があります．

▶「臨床試験登録ってなに？」(158ページ)を参照.

5 研究責任者に求められる責務は？
②健康被害に対する補償は必要なの？

研究責任者は，侵襲（軽微な侵襲を除く）を伴う研究であって通常の診療を超える医療行為を伴うものを実施しようとする場合には，研究対象者に生じた健康被害に対する補償を行うために，あらかじめ保険への加入などの必要な措置を適切に講じる必要があります．

すでに日本国内で承認されている医薬品を，添付文書に記載されている範囲で使用した場合に発生した副作用については，医薬品副作用被害救済制度の対象になる可能性があるため，すでに補償の措置が講じられているものと考えてよいとされています．ただし，すでに承認されている薬剤であっても，適応外使用や，添付文書に記載された注意事項等を遵守しないなど，「通常の医療の範囲を超える医療行為」に該当する場合などには，医薬品副作用被害救済制度の対象とはならないおそれがありますので，補償を行うための措置が必要になります．

健康被害に対する金銭的補償を行うための保険については研究ごとに保険会社との交渉が必要になります．ただ，倫理指針で求められている補償は，必ずしも保険への加入に基づく金銭的な補償に限られているわけではありません．健康被害に対する医療の提供などの手段を

▶「侵襲と介入の定義は？」(170ページ)を参照.

講じることによっても実質的に補完できると考えられています．特に抗がん剤の臨床試験においては，金銭的補償は難しい場合が多いので，医療の提供によって補償を行うという研究が広く行われています（医薬品副作用被害救済制度は抗がん剤や免疫抑制薬は対象外となっています）．

　金銭的な補償を行う必要があるかどうかなどについては，各施設の倫理審査委員会での審査を受けたうえで，研究対象者に対しては説明同意文書で具体的に説明するとともに，文書で同意を得ておくことが必要です．

6　研究責任者に求められる責務は？
③研究の実施中，終了後に必要なこと

　研究責任者は研究の進捗状況を管理・監督し，有害事象を把握して，必要に応じて報告しなければなりません．研究実施中に求められる責務は**表3**にまとめました．

表3　研究実施中の研究責任者の責務

① 研究責任者は，研究の実施に係る必要な情報を収集するなど，研究の適正な実施および研究結果の信頼性の確保に努める．
② 研究責任者は，研究の倫理的妥当性あるいは科学的合理性を損なう事実あるいは情報または損なうおそれのある情報であって研究の継続に影響を与えると考えられるものを得た場合（③に該当する場合を除く）には，遅滞なく，研究機関の長に対して報告し，必要に応じて，研究を停止し，あるいは中止し，または研究計画書を変更する．
③ 研究責任者は，研究の実施の適正性あるいは研究結果の信頼を損なう事実あるいは情報または損なうおそれのある情報を得た場合には，速やかに研究機関の長に報告し，必要に応じて，研究を停止し，あるいは中止し，または研究計画書を変更する．
④ 研究責任者は，研究の実施において，当該研究により期待される利益よりも予測されるリスクが高いと判断される場合または当該研究により十分な成果が得られた，あるいは十分な成果が得られないと判断される場合には，当該研究を中止する．
⑤ 研究責任者は，侵襲を伴う研究の実施において重篤な有害事象の発生を知った場合は，速やかに，必要な措置を講じる．
⑥ 研究責任者は，研究計画書に定めるところにより，研究の進捗状況及び研究の実施に伴う有害事象の発生状況を研究機関の長に報告する．
⑦ 研究責任者は，研究を終了（中止の場合を含む）したときは，研究機関の長に必要な事項について報告する．
⑧ 研究責任者は，他の研究機関と共同で研究を実施する場合には，共同研究機関の研究責任者に対し，当該研究に関連する必要な情報を共有する．

（文部科学省，厚生労働省：人を対象とする医学系研究に関する倫理指針，p8-9，2014より抜粋）

また，研究が終了した後にも，通常の診療を超える医療行為を伴う研究を実施した研究責任者は，研究対象者が研究結果によって得られた最善の予防，診断および治療を受けることができるように努めなければなりません．

　そして，研究責任者は，研究を終了したときは，遅滞なく研究結果を公表しなければなりません．これは，研究に参加してくださった患者さんの厚意に報いるためにも必要ですし，出版バイアスを防ぐ意味でも重要です．また，侵襲（軽微な侵襲を除く）を伴う介入研究の結果の最終公表を行ったときは，速やかに研究機関の長へ報告します．

▶「臨床試験登録ってなに？」(158ページ)を参照．
▶「侵襲と介入の定義は？」(170ページ)を参照．

7 研究計画書にはどんなことを書けばいいの？

倫理指針では，研究計画書には**表4**に示すような項目の記載が求められています．

▶それぞれの項目の詳細は，「研究計画書を書いてみよう！」(172～182ページ)の各項目を参照．

表4 研究計画書に記載すべき項目(ただし,⑮〜㉕は該当する場合のみ)

① 研究の名称
② 研究の実施体制(研究機関の名称及び研究者等の氏名を含む)
③ 研究の目的及び意義
④ 研究の方法及び期間
⑤ 研究対象者の選定方針
⑥ 研究の科学的合理性の根拠
⑦ インフォームド・コンセントを受ける手続等
⑧ 個人情報等の取扱い(匿名化する場合にはその方法を含む)
⑨ 研究対象者に生じる負担並びに予測されるリスク及び利益,これらの総合的評価並びに当該負担及びリスクを最小化する対策
⑩ 試料・情報(研究に用いられる情報に係る資料を含む)の保管及び廃棄の方法
⑪ 研究機関の長への報告内容及び方法
⑫ 研究の資金源等,研究機関の研究に係る利益相反及び個人の収益等,研究者等の研究に係る利益相反に関する状況
⑬ 研究に関する情報公開の方法
⑭ 研究対象者等及びその関係者からの相談等への対応
⑮ 代諾者等からインフォームド・コンセントを受ける場合の手続
⑯ インフォームド・アセントを得る場合の手続
⑰ 緊急かつ明白な生命の危機が生じている患者を研究対象者とする場合には,その規定に掲げる要件のすべてを満たしていることについて判断する方法
⑱ 研究対象者等に経済的負担又は謝礼がある場合には,その旨及びその内容
⑲ 侵襲(軽微な侵襲を除く)を伴う研究の場合には,重篤な有害事象が発生した際の対応
⑳ 侵襲を伴う研究の場合には,当該研究によって生じた健康被害に対する補償の有無及びその内容
㉑ 通常の診療を超える医療行為を伴う研究の場合には,研究対象者への研究実施後における医療の提供に関する対応
㉒ 研究の実施に伴い,研究対象者の健康,子孫に受け継がれ得る遺伝的特徴等に関する重要な知見が得られる可能性がある場合には,研究対象者に係る研究結果(偶発的所見を含む)の取扱い
㉓ 研究に関する業務の一部を委託する場合には,当該業務内容及び委託先の監督方法
㉔ 研究対象者から取得された試料・情報について,研究対象者等から同意を受ける時点では特定されない将来の研究のために用いられる可能性又は他の研究機関に提供する可能性がある場合には,その旨と同意を受ける時点において想定される内容
㉕ モニタリング及び監査を実施する場合には,その実施体制及び実施手順

(文部科学省,厚生労働省:人を対象とする医学系研究に関する倫理指針,p12-13,2014より抜粋)

8 研究計画書を作ったらどんな手続きが必要？

研究責任者は研究計画書を作成したら、さまざまな手続きを行わなければなりません。まず、研究責任者は、研究を実施（研究計画書を変更して実施する場合を含む）しようとするときは、あらかじめ研究計画書を作成し、研究機関の長の許可を受ける必要があります。研究が他の研究機関との共同で行われる場合は、各共同研究機関の研究責任者の役割および責任を明確にしたうえで研究計画書を作成しておきます。また、研究責任者は、自身の所属する研究機関における研究に関する業務の一部を委託する場合には、その委託業務の内容を定めたうえで研究計画書を作成します。

完成した研究計画書は倫理審査委員会に提出して審査を受けます。通常の手順としては、研究計画書を研究機関の長に提出し、研究機関の長がその研究の実施の適否について倫理審査委員会の意見を聴くという流れになります。ただし、研究機関の長は、公衆衛生上の危害の発生や拡大を防止するために、緊急に研究を実施する必要があると判断する場合は、倫理審査委員会の意見を聴く前に許可を決定することができるとされています。

また、研究機関の長は、他の研究機関と共同で実施する研究について倫理審査委員会の意見を聴く場合には、共同研究機関における研究の実施の許可、他の倫理審査委員会における審査結果および当該研究の進捗に関する状況など、審査に必要な情報についても倫理審査委員会へ提供します。ただし、他の研究機関と共同で実施する研究の研究計画書については、一つの倫理審査委員会による一括した審査を求めることができます。

研究責任者は、研究を終了したときは、研究が終了したということと、研究結果の概要を文書にまとめて遅滞することなく研究機関の長に報告しなければなりません。そして、この報告を受けた研究機関の長は、当該研究の審査を行った倫理審査委員会に研究の終了と結果の概要を文書によって報告します。

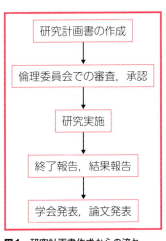

図1 研究計画書作成からの流れ

9 臨床試験登録ってなに？

臨床試験が実施されたものの，有意な結果が得られなかったり，研究者にとって都合の悪い結果が出たりした場合に試験の結果が公表されないということが行われると，公表された試験結果だけをみていると歪められた真実をみることになってしまいます．このようなバイアスを出版バイアスあるいは公表バイアスといいます．

そこで，現在は臨床試験を開始する前に臨床試験登録を行うことが義務づけられています．その目的の一つは出版バイアスを避けることです．また，研究が終わった後で都合の良いように主要評価項目を変更したり統計解析方法を変更したりすることを防ぐ意味もあります．

すでに国際的な主要医学誌は，あらかじめ臨床試験登録が行われなかった臨床試験の結果の掲載は認めていません．日本国内で数多くの臨床試験が登録されているのはUMIN臨床試験登録システム（UMIN-CTR）です（http://www.umin.ac.jp/ctr/index-j.htm）．英文サイトもあり，国際誌に投稿する際にもUMIN-CTRの臨床試験登録番号を使用することができます．

倫理指針では情報の一括検索を可能にするために，国立保健医療科学院のホームページ（https://www.niph.go.jp/）から一元的な検索ができるデータベースへの登録を求めています．UMIN-CTRのほかに一般財団法人 日本医薬情報センター（JAPIC）や公益社団法人 日本医師会治験促進センター（JMACCT）のデータベースも一元的検索に対応しています．

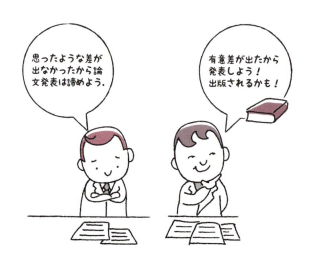

10 インフォームド・コンセントは必ず書面での同意が必要なの？

[a] 新たに試料，情報を得る研究でのインフォームド・コンセント

倫理指針に記載されているインフォームド・コンセント取得の条件（表5）は複雑ですが，まず侵襲を伴う研究はすべて文書での同意取得が必要です．

表5 インフォームド・コンセント（IC）の手続き

新たに試料・情報を取得する場合のIC等の手続［第12(1)］					
研究対象者のリスク・負担			IC等の手続	研究の例
侵襲	介入	試料・情報の種類		
あり	―	―	文書IC	未承認の医薬品・医療機器を用いる研究，既承認薬等を用いる研究，終日行動規制を伴う研究，採血を行う研究　等
なし	あり		文書IC or 口頭IC＋記録作成	食品を用いる研究，うがい効果の有無の検証等の生活習慣に係る研究，日常生活レベルの運動負荷をかける研究　等
なし	なし	人体取得資料		唾液の解析研究　等
なし	なし	人体取得資料以外	文書IC or 口頭IC＋記録作成 or オプトアウト	匿名のアンケートやインタビュー調査，診療記録のみを用いる研究　等

既存試料・情報の提供・利用する場合のIC等の手続き［第12(2)〜(4)］				
既存試料・情報の種類		IC等の手続		
		他機関への提供 （提供する側）	他機関から取得 （提供される側）	自機関で利用
匿名化されていない	人体取得試料	・文書ICによらない場合は口頭IC ・文書IC・口頭ICが困難な場合はオプトアウト ※いずれも困難な場合の例外あり	・文書IC・口頭ICによらない場合はオプトアウト ※提供する側のIC又はオプトアウトの手続きが行われていることの確認が必要	・文書ICによらない場合は口頭IC ・文書IC・口頭ICが困難な場合はオプトアウト ※いずれも困難な場合の例外あり
	人体取得試料以外			・文書IC・口頭ICによらない場合はオプトアウト
匿名化されている		手続不要	手続不要	手続不要

（文部科学省，厚生労働省：人を対象とする医学系研究に関する倫理指針ガイダンス，p71, 2015より抜粋）

侵襲を伴わない介入研究は口頭での説明と同意取得でもかまいませんが，説明の方法と内容，受けた同意の内容について記録を作成しなければなりません．

侵襲を伴わず介入も行わない研究は，人体から取得した試料を用いる場合はやはり口頭での説明同意と記録の作成が必要ですが，人体から取得した試料を用いない場合はインフォームド・コンセントを受けることは必須ではありません．研究の情報を研究対象者に通知する，あるいはホームページなどで公開し，研究対象者が拒否できる機会を保証すること（オプトアウトといいます）によって，インフォームド・コンセントの取得の代わりにすることができます．

▶ オプトアウトの詳細は「後方視的研究での同意の取り扱いは？オプトアウトってどうすればいいの？」（次ページ）を参照．

[b] 既存の試料，情報を用いる研究でのインフォームド・コンセント

研究機関ですでに保有している試料，情報を用いて研究を実施する場合は，人体から取得した試料を用いる研究では口頭での説明同意と記録の作成が求められますが，**表6**の条件のいずれかを満たす場合にはこの作業を省略することができます．また，人体から取得した試料を用いない場合はインフォームド・コンセントを受けることは必要ではありません．インフォームド・コンセントを受けない場合には，研究に用いられる情報が連結不可能匿名化されている（あるいは連結可能匿名化だが当該研究機関に対応表がない）場合を除き，当該研究の情報を研究対象者等に通知する，あるいは公開し，研究対象者等が拒否できる機会を保障する必要があります．

また，同意を受ける時点で特定されなかった研究に試料や情報を利用したい場合は，研究計画書を作成あるいは変更したうえで，新たに特定された利用目的などについての情報を研究対象者等に通知する，あるいは公開し，研究対象者等が同意を撤回できる機会を保障します．

表6 既存の試料・情報を用いる研究でインフォームド・コンセプトの取得を省略できる要件

研究機関ですでに保有している試料，情報を用いる研究において，人体から取得した試料を用いる研究では，以下の条件のいずれかを満たしていれば，口頭での説明同意と記録作成の作業を省略することができる．
① 試料が連結不可能匿名化されている（あるいは連結可能匿名化だが当該研究機関に対応表がない）場合
② 試料の取得時に別の研究についての同意のみが得られている場合は，今回の研究の実施について情報を研究対象者に通知する，あるいは公開していること，以前の同意と今回の研究に関連性があること
③ 今回の研究の実施についての情報を研究対象者等に通知する，あるいは公開していること，研究対象者が拒否できる機会を保障すること，公衆衛生の向上のために特に必要がある場合であって，研究対象者等の同意を受けることが困難であることのすべてを満たす場合

（文部科学省，厚生労働省：人を対象とする医学系研究に関する倫理指針，p18-19，2014より抜粋）

[c] 緊急の状況における研究でのインフォームド・コンセント

なお，研究対象者に緊急かつ明白な生命の危機が生じている状況での研究の場合は，①研究対象者に緊急かつ明白な生命の危機が生じていること，②介入を行う研究の場合には，通常の診療では十分な効果が期待できず，研究の実施により研究対象者の生命の危機が回避できる可能性が十分にあると認められること，③研究の実施に伴って研究対象者に生じる負担及びリスクが必要最小限のものであること，④代諾者又は代諾者となるべき者と直ちに連絡を取ることができないこと，のすべてを満たしていれば，研究対象者等の同意を受けずに研究を実施することができるとされています．ただし，実施後に速やかにインフォームド・コンセントの手続を行わなければなりません．

11 後方視的研究での同意の取り扱いは？ オプトアウトってどうすればいいの？

前項「インフォームド・コンセントは必ず書面での同意が必要なの？」に記したように，カルテを調査するだけの後方視的研究でも，その情報を研究対象者等に通知する，あるいは公開し，研究対象者等が拒否できる機会を保障する必要があります．この作業を「オプトアウト」といいます．

　オプトアウトについては，研究の概要，研究機関の名称，研究機関の長，研究責任者の氏名，研究計画書及び研究の方法に関する資料を入手または閲覧できる旨ならびにその入手・閲覧の方法，個人情報の開示に係る事項，研究対象者等及びその関係者からの相談等への対応について，研究対象者等への文書の送付，パンフレットの配布，ホームページへの掲載，研究対象者等が確認できる場所への書面の掲示・備付け等によって，研究対象者等が容易に知り得る状態に置く必要があるとされています．実際にはホームページへの掲載によって情報を公開している研究が多くみられます．

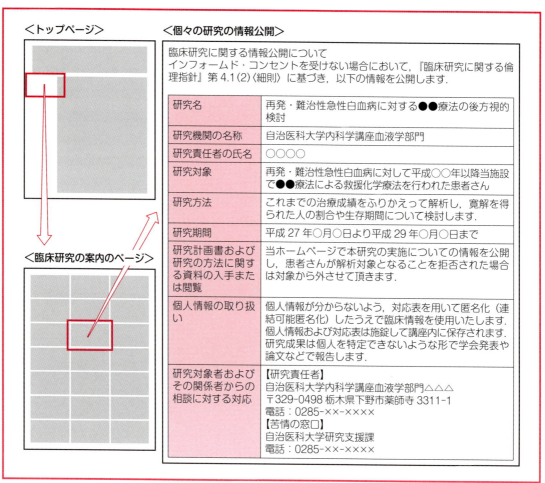

図2 ホームページでのオプトアウトの例

12 説明同意文書にはどんなことを書けばいいの？

倫理指針では，説明同意文書には**表7**に示すような項目の記載が求められています．ただ，説明同意文書は各施設の倫理委員会が定めた書式が用意されていることもあるので，そのひな形も活用して，情報が網羅されるように記載してください．重要なことは，わかりやすい日本語で書くことです．説明同意文書を読む患者さんや家族は専門用語はわかりません．医療関係者が当たり前のように用いている用語も，一般の人たちにわかりやすいように言葉を置き換えてください（たとえば，「紫斑」は「あざ」，「無作為に割り付ける」は「サイコロを投げた目で決めるように，どちらの治療になるかわからないような

方法で割り付ける」など）．また，図表を多く含めるのも重要です．文字ばかりの説明文書は読むのに苦労します．そして，実際に説明するときにも，平易な言葉で表現するようにしましょう．

　実際に記載する内容については，本書の「研究計画書を書いてみよう！」(172〜182ページ）の各項目が参考になります．

表7　説明同意文書に含めるべき事項

① はじめに：臨床試験についての説明，試験の実施主体，当該試験の意義，倫理審査委員会にて承認を受けていることとその名称等
② この試験の目的
③ この試験の方法：研究対象者として選定された理由を含む．
④ この試験の予定参加期間
⑤ この試験への予定参加人数
⑥ この試験への参加により期待される利益および起こり得る危険，ならびに不快な状態，当該臨床研究終了後の対応
⑦ この試験に参加しない場合の，他の治療方法
⑧ この試験中に，研究対象者の健康に被害が生じた場合：補償の有無とその内容を含む．
⑨ この試験への参加は，研究対象者の自由意思によること：参加に同意しなくても不利益な対応を受けないこと
⑩ この試験に関する情報は，随時連絡すること：研究対象者および代諾者等の希望により，他の研究対象者の個人情報保護や当該臨床研究の独創性の確保に支障がない範囲内で，当該臨床研究計画書および当該臨床研究の方法に関する資料を入手または閲覧することができること
⑪ この試験を中止させていただく場合があること
⑫ この試験に参加された場合，研究対象者のカルテ等が試験中あるいは試験終了後に調査されることがあること
⑬ この試験結果が公表される場合でも，研究対象者の身元が明らかになることはないこと
⑭ 試料等の保存および使用方法ならびに保存期間：個人情報の取扱い，提供先の機関名，提供先における利用目的が妥当であること等について倫理審査委員会で審査した上で，当該臨床研究の試料と結果を他の機関へ提供する可能性があることを含む．
⑮ この試験への参加に同意された場合に守っていただくこと
⑯ 研究対象者の費用負担について
⑰ 知的財産権と利益相反（COI）状態について：特許権等が生み出される可能性とその帰属先，臨床試験に係る資金源，起こり得るCOI状態および研究者等の企業等の関連組織との関わりを含む．当該研究の実施主体が企業ではなく，財団や他施設の研究者等である場合，財団や他施設の研究者等についてもCOI状態を開示する．
⑱ 担当医師：研究者の氏名・職名を含む
⑲ 相談窓口
⑳ 研究対象者が未成年の場合は，研究対象者にわかりやすい言葉で十分な説明を行い，本人の理解（インフォームド・アセント）を得るように努めること

（全国医学部長病院長会議：研究者主導臨床試験の実施にかかるガイドライン，p26-27，2015より抜粋；「人を対象とする医学系研究に関する倫理指針ガイダンス」にも同様の項目一覧表が記載されている）

13 本人以外の代理の人からインフォームド・コンセントを受けてもいいの？

インフォームド・コンセントは研究対象者本人から取得することが原則ですが，研究対象者が未成年者である場合，意識障害などで判断能力がない場合，死者である場合には，本人以外の代理人（代諾者）からインフォームド・コンセントを得ることができます．ただし，この手続きは研究計画書に明示しておく必要があります．

また，研究対象者が未成年であっても中学校を修了している，あるいは16歳以上で，侵襲を伴わない研究であり，かつ研究の情報が公開されていて研究対象者の親権者あるいは未成年後見人が拒否する機会を保証している場合には，倫理審査委員会の承認を得たうえで研究対象者からインフォームド・コンセントを取得します．

研究対象者が未成年であって，代諾者からインフォームド・コンセントを取得する場合であっても，研究対象者が中学校を修了している，あるいは16歳以上で，研究参加についての判断能力があると判断される場合は，研究対象者本人からもインフォームド・コンセントを取得しなければなりません．

研究対象者が死者である場合には，研究参加に反する意思が生前に明らかにされていたら代諾によって研究対象者にすることはできません．

代諾者は，一般的には研究対象者が未成年者である場合は，親権者あるいは未成年後見人を選定します．成人である場合は，その配偶者，父母，兄弟姉妹，子・孫，祖父母，同居の親族あるいはそれら近親者に準ずると考えられる者（未成年者を除く）から選定します．研究対象者の代理人（代理権を付与された任意後見人を含む）を選定することもあります．

14 インフォームド・アセントってなに？

新しい倫理指針ではインフォームド・アセントについての記載が加わりました．研究対象者ではなく代諾者からインフォームド・コンセントを受ける場合でも，研究対象者が研究への参加について自らの意向を表明することができると判断されるときには，インフォームド・アセントを得るよう努めなければならないとされています．研究対象者が小児の場合は一般に7歳以上（文書によるアセントは中学生以上）を目安に取得すべきと考えられています．

研究対象者が，研究への参加や研究実施の継続について拒否する意向を表した場合には，その意向を尊重するよう努めなければなりません．ただし，当該研究を実施または継続することによって研究対象者に直接の健康上の利益が期待され，かつ代諾者がそれに同意するときにはこの限りでないとされています．

インフォームド・アセントの取得においては，研究対象者の判断能力に応じて，通常のインフォームド・コンセントの説明同意文書よりもさらに簡単な言葉でわかりやすく説明することが重要です．そして，研究対象者が自発的に自分の考え，気持ちを表現できるように工夫しましょう．

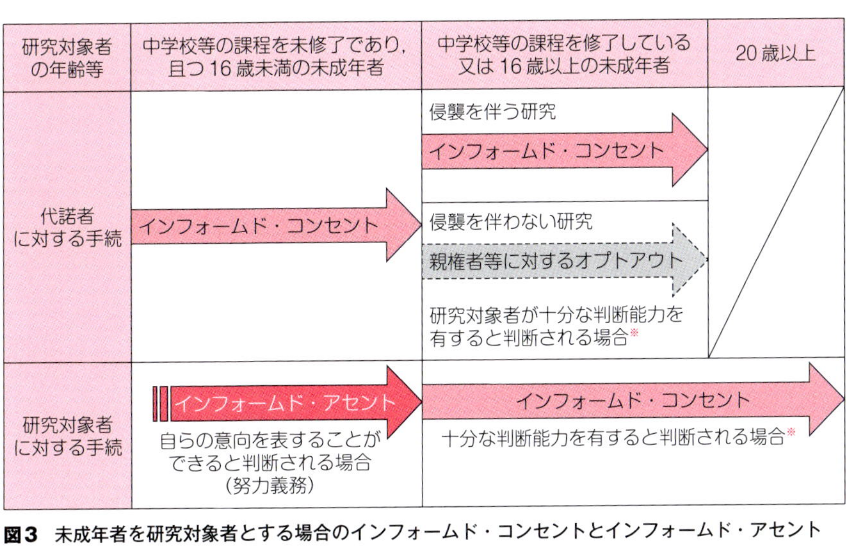

図3 未成年者を研究対象者とする場合のインフォームド・コンセントとインフォームド・アセント

※：研究対象者が研究を実施されることに関する判断能力を欠くと判断される場合には，代諾者からインフォームド・コンセントを受ける．そのうえで，研究対象者が自らの意向を表することができると判断されるときは，当該研究対象者からインフォームド・アセントを得る（努力義務）．

（文部科学省，厚生労働省：人を対象とする医学系研究に関する倫理指針ガイダンス，p96，2015）

15 | 個人情報保護についての注意事項は？

「個人情報」は「生存する個人に関する情報であって，当該情報に含まれる氏名，生年月日その他の記述等により特定の個人を識別することができるもの」（個人情報保護法の定義）とされており，「他の情報と容易に照合することができ，それにより特定の個人を識別することとなるもの」も含まれます．住所，年齢，性別，電話番号，保険証番号，診療録番号などは個人情報に含まれますし，顔写真などの映像や音声記録も特定の個人を識別することができる場合には個人情報に該当します．「個人情報等」と，「等」がつくと，死者について特定の個人を識別することができる情報も含まれるようになります．

個人情報の取り扱いについては，「個人情報の保護に関する法律（個人情報保護法）」（平成15年法律第57号）などの法律や条令を遵守しなければなりません[注]．

まず，研究者等は不正な手段によって個人情報等を取得してはいけませんし，原則としてあらかじめ研究対象者等から同意を受けている範囲を超えて，研究の実施に伴って取得された個人情報等を取り扱ってはいけません．また，研究者や研究機関の長は個人情報等の漏えいなどを予防する管理体制を確立しておく必要があります．

さらに研究機関の長は，当該個人やその代理人が個人情報の研究利用について容易に知り得る状態にしておくこと，当該個人やその代理人からの開示の求めに対して速やかに開示できるようにしておくことなどが求められています．

注）個人情報保護法は2015（平成27）年9月に改正法が公付され，今後（公付から2年以内）の施行が予定されているため，臨床研究における個人情報の扱い方についても「医学研究等における個人情報の取扱い等に関する合同会議」で検討が行われている．

16 | 匿名化ってどうやるの？

匿名化とは，特定の個人（死者を含む）を識別することができなくなるように情報を取り除き，その代わりに個人と関わりのない符号や番号を付ける作業のことです．

匿名化する際に，当該個人と符号や番号との対応表を残しておくことによって，必要に応じて特定の個人を識別することができるようにしておく方法は「連結可能匿名化」といいます．一方，対応表を残さず，特定の個人の識別ができないようにする方法は「連結不可能匿名化」と

いいます．対応表が他の機関に存在し，研究機関が対応表を閲覧することができないようになっている場合は，研究機関では個人情報を取り扱っていないとみなすことができます．

研究内 ID	施設	施設内 ID	患者氏名

図4　連結可能匿名化のための対応表
個人情報である「施設」，「施設内ID」，「患者氏名」と，この研究のために新たに付けられた「研究内ID」の対応表を残しておくことによって，必要に応じて個人を特定することを可能にしている．

17 重篤な有害事象にはどのように対応したらいいの？

[a] 重篤な有害事象とは？

有害事象は，倫理指針では「実施された研究との因果関係の有無を問わず，研究対象者に生じたすべての好ましくない，あるいは意図しない傷病やその徴候（臨床検査値の異常を含む）」と定義されています．そして，有害事象のなかでも，死に至るもの，生命を脅かすもの，治療のための入院あるいは入院期間の延長が必要となるもの，永続的または顕著な障害・機能不全に陥るもの，子孫に先天異常をきたすものは「重篤な有害事象」となります．

[b] 重篤有害事象の報告

研究者等は，侵襲を伴う研究の実施において重篤な有害事象の発生を知った場合には，手順書等に従って，研究対象者等への説明等，必要な措置を講じるとともに，速やかに研究責任者に報告しなければなりません．

そして，研究責任者は，重篤な有害事象の発生について，速やかに研究機関の長に報告するとともに，手順書等に従って適切な対応を行います．さらに，速やかに当該研究の実施に携わる研究者等に対して，当該有害事象の発生についての情報を共有するようにします．

また，多施設共同研究の場合は共同研究機関の研究責任者に対しても，当該有害事象の発生についての情報を共有しなければなりません．

報告は通常は第一報（緊急報告）として重篤有害事象の発生を周知

し，さらに第二報(詳細報告)としてより詳細な情報を共有します．

[c] 有害事象報告への対応

　発生した有害事象をどのように評価するか，そして，研究の継続の適否，研究の変更について，研究責任者は効果安全性評価委員会を設置して審議を求めることができます．侵襲を伴う研究の場合は，通常はあらかじめ研究計画段階で効果安全性評価委員会を設置し，研究計画書に記載しておきます．効果安全性評価委員会は，研究責任者や研究の実施に携わる者，倫理審査委員会から独立した委員会とするために，当該研究の実施に携わる者，当該研究に関して審査を行う倫理審査委員会の委員，研究機関の長は効果安全性評価委員会の委員になることは望ましくないとされています．

　また，研究機関の長は重篤な有害事象の発生について報告がなされた場合には，手順書に従って速やかに必要な対応を行うとともに，倫理審査委員会の意見を聴いて必要な措置を講じなければならないとされています．さらに，侵襲を伴う介入研究において予測できない重篤な有害事象が発生し，かつ当該研究との直接の因果関係が否定できない場合は，速やかに厚生労働大臣に報告するとともに，対応の状況と結果を公表しなければなりません．

▶ 健康被害に対する補償については「研究責任者に求められる責務は？―②健康被害に対する補償は必要なの？―」(153ページ)を参照．

表8　重篤な有害事象の定義

①死に至る有害事象
②生命を脅かす有害事象
③治療のための入院あるいは入院期間の延長を必要とする有害事象
④永続的または顕著な障害・機能不全に陥る有害事象
⑤子孫に先天異常をきたす有害事象

(文部科学省，厚生労働省：人を対象とする医学系研究に関する倫理指針，p5，2014より抜粋)

18 | 利益相反ってなに？　どのように管理すればいいの？

[a] 利益相反とは？

「利益相反(conflict of interest：COI)」の状態というのは，ある行為を行った場合に，その行為によって利益を得る人(あるいは組織など)と不利益を被る人(あるいは組織など)が存在する状態のことをいいます．また，その行為のことを「利益相反行為」といい

ます．わかりやすい例としては，ある会社員が取引先とのやりとりにおいて，自分の個人的な利益のために会社に損失をあたえるような行為は利益相反行為になります．

　医学研究における利益相反では，研究者と企業（製薬会社など）との関係が問題になる場合があります．たとえば，ある研究者が製薬会社から多額の研究費を受け取って研究を行い，その製薬会社の薬剤が有利になるように結果を改ざんしたデータの論文を発表したとしたら，これは利益相反行為になります．製薬会社が不当な利益を得る一方，患者さんや社会，医学界に対して不利益を与えることになります．実際にはこのような利益相反行為を行わなかったとしても，この研究者は利益相反状態にあったということになります．

[b] 利益相反がある場合はどうすればいいの？

しかし，利益相反状態にあることが悪いということではありません．実際，国は政策として産学連携を推進しており，企業からの資金提供を受けて研究を行うことは問題ありません．大切なことは，利益相反状態にあることを，研究者本人はもちろん，研究施設，所属学会などが正確に把握し，必要に応じて開示することができるようにしておくことです．

　したがって，ある製薬会社の薬剤に関係する臨床研究を行うにあたって，その製薬会社から研究に対して研究費を受ける場合（寄附として受ける場合や受託契約を結んで受ける場合などがあります）は，研究費を受領していることについて研究計画書に記載するだけでなく，説明同意文書にも記載して研究参加者に説明し，さらに研究発表時にも明確に開示することが求められます．また，その研究に対して直接的に研究費を受け取っていない場合でも，他の研究への研究費を受け取っていたり，あるいは個人的に講演料や原稿執筆料などを受け取っていたりする場合は同様の対応を行わなければなりません．多施設共同研究の場合は他の施設の状況についても研究責任者が把握し，

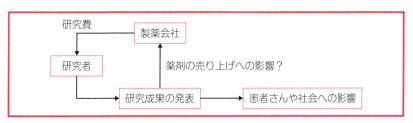

図5　利益相反状態の例
利益相反状態について研究計画書や説明同意文書に明示することが重要!!

適切に対処します．

　公開しなければならない金額の下限については各研究施設や各学会で定められています．しかし，海外の専門誌に投稿する場合は1円でももらっていれば公開することを求められる場合もあります．

　当然，研究の計画，実施，解析，解釈，報告は，利益相反状態に左右されることなく，純粋に科学的に判断すべきです．

19 研究データはいつまで保管すればいいの？

　研究責任者は，研究で得られた試料やデータ（情報）を保管する方法について研究計画に記載しておく必要があります．そして，試料やデータの漏洩，紛失などが起こらないように管理します．

　研究データの保管期間については，個人情報保護の観点から研究終了後にすぐに破棄することが一般的であった時代もありましたが，新しい倫理指針では，なるべく長期間保管することが求められており，特に侵襲を伴う介入研究では，研究の終了を報告した日から5年間経過した日，あるいは研究結果の最終公表から3年を経過した日のいずれか遅いほうの日まで保管しなければなりません．連結可能匿名化のための対応表についても同様の期間の保管が求められています．

　研究データが作成された過程や最終的なデータを正確に保存しておくことによって，研究結果に疑義が生じた場合にも適切に対応（再解析など）することができるようになります．

20 侵襲と介入の定義は？

　侵襲と介入は混同されがちですが，臨床研究における定義はまったく異なります．まず「介入」は，研究目的で，研究参加者の行動，傷病の予防，検査，投薬，手術などの有無あるいは程度を「制御する」行為のことをいいます．そうした介入は研究計画書に沿って実施されます．

　「制御する」とは，意図的に変化させる，あるいは変化しないようにすることです．対照群のない単一群の研究も含まれますし，日常診療に近いような単一群の治療の経過を観察する研究でも，その治療法を研究計画書で厳密に規定していれば介入研究に該当します．一方，

ある特定の疾患の患者さんについて，検査や治療を制御することなく，単に転帰や予後について情報を収集するような研究は，前方視的研究であったとしても「介入」を伴わない研究(観察研究)ということになります．

　「侵襲」は，研究目的で行われる，穿刺，切開，薬物投与，放射線照射，心的外傷に触れる質問などによって研究対象者の身体あるいは精神に傷害や負担が生じることをいいます．新しい倫理指針では「侵襲」のなかでも研究対象者の身体や精神に生じる傷害，負担が小さいものを「軽微な侵襲」としており，「侵襲」が「軽微」であるかどうかによってモニタリングや監査の必要性の有無が違ってきます．どの程度の侵襲なら「軽微」といえるかは難しいところですが，倫理指針のガイダンスでは，一般健康診断で行われる採血や胸部単純Ｘ線撮影などと(頻度を含めて)同程度であれば「軽微な侵襲」を伴うと判断してよいとしています．また，日常診療で行われる穿刺，切開，採血などの際に，上乗せして研究目的で穿刺，切開，採血量を増やすような場合は，その上乗せ分の身体，精神への影響がわずかであれば「軽微な侵襲」と判断されます．

　新しい倫理指針では，研究の信頼性の確保のために，「侵襲」(軽微な侵襲を除く)を伴う研究であって，かつ「介入」を行うものを実施する場合には，モニタリングは必須であり，さらに必要に応じて監査を実施することとしています．監査の必要性については倫理審査委員会で判断されます．

D 新倫理指針に沿って研究計画書を書いてみよう！

■ 研究計画書を書いてみよう！
①表紙，目次，研究概要

研究計画書（研究プロトコール）を作成するうえでは「人を対象とする医学的研究に関する倫理指針ガイダンス」や一般社団法人全国医学部長病院長会議の「研究者主導臨床試験の実施にかかるガイドライン」が参考になります．また，インターネット上にも便利な研究計画書のひな形が多数公開されていますので利用してもよいと思います．

「研究者主導臨床試験の実施にかかるガイドライン」の項目は「人を対象とする医学的研究に関する倫理指針」の項目と若干異なりますが，一般的な研究計画書に近い形式で書かれていますので，こちらを元にして不足している部分を補いながら以下に示します．介入研究を想定していますので，観察研究の場合には省略できる項目もあります．

まずは「表紙」です．表紙には研究の名称（もし臨床試験の略称，識別コード名があればそれらも記載する），研究責任者あるいは研究代表者（多施設共同試験の場合）の氏名，所属機関・診療科（部），住所，電話番号（内線），FAX番号，E-mailアドレス，緊急連絡先，臨床試験実施予定期間，研究計画書の作成日・承認日・改訂日などの情報を記載します．研究の名称としては，なるべく名称だけで概要がわかるように，対象疾患，介入方法，試験デザイン（第II相試験，無作為割付比較試験など）を含めるようにするとよいでしょう．

表紙の次には「目次」と「研究の概要」を掲載しましょう．Wordであれば目次の見出しにする部分のスタイルを「見出し1」などにしておくと自動的に目次を作成することができます．研究の概要は以下の項目の重要な部分を2ページぐらいで簡潔にまとめましょう．

研究計画書を書いてみよう！
②研究の背景，③研究の目的と必要性

「研究の背景」をどこまで詳しく書くべきかは難しい問題です．主に使用するのは専門の医師かもしれませんが，試験に参加する施設の看護師，薬剤師，CRC（臨床研究コーディネーター）などのスタッフも使用しますし，倫理審査では専門外の委員が審査を担当しますので，研究計画書を読んだだけでおおよその研究背景がわかるように記載しておく必要があります．

まず，対象とする疾患がどのような疾患であるかについて疫学を含めて紹介し，現在の標準的な診療方法とその問題点を説明します．そして，多くの場合，研究はその問題点を解決するために計画されますので，解決するための新しい方法を紹介します．その方法が期待できる根拠となる先行研究の結果も記載します．

次に，研究デザインと，その選択理由を説明します．無作為割付比較試験であれば盲検化の有無とその理由，単群の臨床試験であれば対照とする群についての記載が必要になります．

「試験の目的と必要性」の項目では以上の背景に基づいて，この研究がどのような目的（なにを知りたいのか？ リサーチクエスチョンはなにか？）で行われ，どのような臨床的意義があるか，なぜ必要かについて簡潔に記載しましょう．

研究計画書を書いてみよう！
④研究対象者

「研究対象者」は，通常は適格条件と除外条件に分けて定義します．適格条件をすべて満たして，かつ除外条件のいずれにも該当しない場合に研究対象者の候補となります．条件は担当医が迷うことがないように，具体的で，客観的な記載に努めます．たとえば臓器機能なども検査値で明確な基準を定めることが望ましいでしょう．ただし，定量化することが難しい場合には「活動性の感染症がないこと」のような表現も用いられています．

一般に適格条件に記載する条件は，その研究の結果が適応されるべき集団を規定する条件になります．たとえば，年齢，性別，疾患名とその状態（重症度，進行度，予後因子など），治療歴などが含まれます．

表1 適格条件，除外条件の記載例

1. 適格条件
下記の条件を満たす患者を対象とする． ① International Myeloma Working Group（IMWG）の診断基準（参考資料1[*]）によって症候性多発性骨髄腫と診断された患者 ② 未治療の患者．ただし，局所の放射線療法の実施は問わない． ③ 20歳以上，65歳以下の患者 ④ 一般状態が良好（performance statusが0～2）である患者（参考資料2[*]）
2. 除外条件
① プロトコールに記載されている薬剤に対してアレルギーの既往のある患者 ② 過去5年以内に重複がんを診断された患者 ③ 重篤な活動性感染症を有する患者 ④ 治療を要する重篤な精神障害を有する患者 ⑤ 酸素非投与での動脈血酸素飽和度が94％未満（非観血的測定も可）の患者 ⑥ 以下のいずれかを満たす骨髄機能低下患者（検査前7日以内にG-CSF製剤の投与や輸血を行っていない検査値） 　・好中球数1,000/mm^{3}未満 　・血小板数75,000/mm^{3}未満 　・ヘモグロビン8.0g/dL未満 ⑦ 透析を必要とする腎障害患者 ⑧ 血清ビリルビン値正常上限1.5倍以上，血清AST，ALT値正常上限2.5倍以上のいずれかに該当する肝機能障害を有する患者 ⑨ 妊婦あるいは妊娠している可能性のある患者および授乳中の患者 ⑩ その他，主治医が不適当と判断した患者

[*]：参考資料は研究計画書の末尾に記載したり，別添として添付したりする．

　一方，適格条件に該当するものの，倫理的に試験への組み込みが問題と考えられるような患者さんの条件や，有効性・安全性の評価に影響が出るような条件を除外条件として規定します．たとえば，心疾患の合併，糖尿病の合併，精神疾患の合併などが除外条件として考えられます．

　研究によっては仮登録と本登録の二段階での登録を行う場合があります．そのような研究では，それぞれの段階での適格条件，除外条件を定めておく必要があります．

■ 研究計画書を書いてみよう！
⑤説明，同意取得の方法

「インフォームド・コンセントは必ず書面での同意が必要なの？」（159ページ）に記したように，すべての臨床研究が文書での同意取得を必要とするわけではありませんが，介入試験のほとんどにおいて必要になります．その場合，説明・同意文書についても倫理審査委員会で審査を受けなくてはなりません．そして，研究計画

表2 説明,同意取得の方法の記載例

① 各施設の倫理審査委員会等で承認の得られた説明文書・同意文書を研究対象者に渡し,文書および口頭による十分な説明を行い,研究対象者の自由意思による同意を文書で得る.
② 研究対象者の同意に影響を及ぼすと考えられる有効性や安全性等の情報が得られた時や,研究対象者の同意に影響を及ぼすような実施計画等の変更が行われる時は,速やかに研究対象者に情報提供し,試験等に参加するか否かについて研究対象者の意思を予め確認するとともに,事前に各施設の倫理審査委員会等の承認を得て説明文書・同意文書等の改訂を行い,研究対象者の再同意を得る.
③ 代諾者から同意(インフォームド・アセント)を得る場合は,有効な同意が取れない研究対象者や未成年の参加が本試験の実施にあたり,必要不可欠である理由および代諾者の選定方針を記載する.
④ 説明文書・同意文書には,研究対象者が理解しやすい表現に配慮し,以下の説明事項を含める[*]. ～

[*]: この後ろに説明文書・同意文書に記載した項目が列挙される.
(全国医学部長病院長会議:研究者主導臨床試験の実施にかかるガイドライン,p26,2015より抜粋)

表3 研究の方法の記載項目

① 試験の種類・デザイン	⑦ 休薬の方法
② 試験のアウトライン	⑧ 試験薬の管理・交付手順
③ 研究対象者の試験参加予定期間	⑨ 服薬指導情報
④ 試験薬の用法・用量,投与期間投与量・投与方法および投与期間等	⑩ 症例登録,割り付け方法
⑤ 試験薬の剤形・含有量,性状,包装,表示,貯法	⑪ 試験終了後の対応
⑥ 併用薬(療法)に関する規定	⑫ 試料等の保存および他機関等の試料等の利用

(全国医学部長病院長会議:研究者主導臨床試験の実施にかかるガイドライン,p27-29,2015より抜粋)

書のなかにも,「説明,同意取得の方法」について記載します.通常は**表2**に示すような項目について記載します.

■ 研究計画書を書いてみよう！
⑥研究の方法

「研究の方法」は,**表3**に示すような項目について,具体的に,かつ図表を利用してわかりやすく記載するように心がけます.十分な情報を提供しなければなりませんが,長くなりすぎると重要なポイントがわかりにくくなるので,簡潔性も求められます.また,それぞれの項目について,設定根拠を記載します.

なお,無作為割り付けの方法については,ブロックサイズなどの詳細について記載すると割り付けられる群を予測できるようになってしまう可能性がありますので,そのような場合は割り付けについては研究計画書とは別に割り付け手順書を作成します.

研究計画書を書いてみよう！
⑦評価項目，⑧観察および検査項目

「評価項目」としては，主要評価項目と副次的評価項目（複数でもよい）について明記します．安全性の評価項目がこれらのなかに含まれていない場合は，別途安全性評価項目を設定します．特に懸念される有害事象がある場合は記載しますが，そうでなければ単に「有害事象」という記載でかまいません．

「観察および検査項目」には，実際に試験実施中の観察項目，検査項目を列挙します．この内容は症例報告書と合致している必要があります．一般的には登録前の評価項目，治療開始後の各時点の評価項目などに分けて記載し，さらに，スケジュール表を作成してわかりやすく表示します．

▶ 主要評価項目の詳細は「臨床研究の主要評価項目ってなに？」（110ページ）を参照．

研究計画書を書いてみよう！
⑨中止基準

「中止基準」として記載するのは，臨床試験全体の中止基準ではなく，個々の登録症例の中止基準です．どのような場合に中止に該当するかを具体的に列挙します．一般的には適格条件を満たさないことが判明した場合，同意が撤回された場合，原疾患の悪化のため試験薬の投与継続が好ましくないと判断された場合，合併症の増悪により試験の継続が困難な場合，有害事象により試験の継続が困難な場合，その他の理由により担当医師が試験を中止することが適当と判断した場合などは必ず含まれます．

研究計画書には試験を中止する際に行うべき対応についても記載します．同意の撤回による中止の場合は撤回理由（有害事象による撤回，効果不十分による撤回，転居による撤回など）を明らかにしておくと有効性や安全性の評価の対象症例にするかどうかの判断に役立ちます．通常は，中止の日付，理由，経過をカルテや症例報告書に記載することとし，また，必要に応じて中止時に行うべき評価を定めておきます．有害事象によって中止した場合は可能な限り回復までの観察を行います．

有害事象や合併症のため試験薬の投与を一時中止することを認める場合は，その中止期間や再開のための条件などについて規定します．

研究計画書を書いてみよう！
⑩被験者に予測される利益，不利益

「被験者に予測される利益，不利益」では，被験者がこの研究に参加することによって，参加しない場合と比較してどのような利益が得られる可能性があるか，あるいはどのような不利益を被る可能性があるかについて具体的に記載します．試験薬を投与する場合はその副作用についての記載も必要です．また，不利益を最小限にするための対策についても記述します．

研究計画書を書いてみよう！
⑪有害事象発生時の対応

「有害事象発生時の対応」についても研究計画書に明確に規定しておかなくてはなりません．

まず重要なのは被験者への対応です．直ちに有害事象に対する適切な処置を行い，状況を被験者に説明するとともに，カルテや症例報告書に正確に記録するということを記載します．また，二重盲検試験では，有害事象に適切に対応するために割り付けられた群を開示する必要が生じる場合がありますので，その手続きについても定めておきます．

重篤な有害事象の報告についても記述が必要です．重篤な有害事象としては，死亡または死亡につながるおそれのある有害事象，治療のための入院または入院期間の延長を要する有害事象，障害または障害につながるおそれのある有害事象，後世代に先天異常を生じる有害事象などを含めることが一般的ですが，重篤な有害事象の定義に該当するものの高頻度に発現することが予測される有害事象については，報告しないことをあらかじめ研究計画書に規定し，倫理審査委員会の承認を受けることによって報告を省略することは可能です．報告の対象とするのは通常は試験期間中のすべての重篤有害事象と，試験終了あるいは中止後の試験薬との関連性が疑われる重篤な有害事象です．

▶ 有害事象報告の手順の詳細は「重篤な有害事象にはどのように対応したらいいの？」(167ページ)を参照．

研究計画書を書いてみよう！
⑫研究の終了，中止，中断

ここでの「終了，中止，中断」は個々の被験者ではなく，臨床試験全体の「終了，中止，中断」についてです．試験は，予定された症例数の登録，治療，観察期間を終えて完遂での終了となるとは限りません．安全性や有効性の疑問が生じた場合，予定症例数の到達が困難となった場合，あるいは倫理審査委員会の勧告があった場合などでも試験が中止，中断されることがあります．また，中間解析の結果に基づいて試験を中止する可能性がある場合は，事前に研究計画書に記載しておきます．これらの状況が生じた場合には，研究責任者は研究の中止，中断を検討しなければなりませんが，その判断について，個々の試験のプロトコール委員会，効果安全性評価委員会や研究機関の倫理審査委員会に諮問することもあります．その手順についても研究計画書に明記します．

研究を終了，中止，中断する際には，倫理審査委員会，研究機関の長に速やかに報告書を提出します．

▶ 中間解析の詳細は「中間解析ってなに？ 早く結果が知りたければ途中で解析してもいいの？」（144ページ）を参照．

研究計画書を書いてみよう！
⑬研究実施期間，目標症例数とその設定根拠，⑭解析対象

「臨床試験の症例数の設定」（110ページ）で紹介したように，症例数の設定は倫理的にも重要な問題であり，綿密な計算に基づいて行います．そして，実際に臨床試験の適格条件を満たすような症例数が1年間にどの程度期待できるかというところから，「研究実施期間」を設定します．同意取得の問題などもあるので，通常は適格症例のうち臨床試験に実際に参加する症例数は半分以下と見積もるのが安全でしょう．この計算で，研究実施期間があまりに長くなるとしたら適格条件の設定など，臨床試験のデザインを再検討する必要があります．研究実施期間は症例登録期間と，その後の観察期間も合わせた全研究期間に分けて記載します．

また，臨床試験では，研究計画書に規定された治療を実際には行わなかった症例が出現します．そのような場合に，有効性の解析，安全性の解析において，研究計画書から逸脱した症例をどのように扱って

解析するか(解析対象集団をどのように設定するか)について,研究計画書にあらかじめ定めておかなくてはなりません.ITT(intention-to-treat)解析,すなわち実際に受けた治療にかかわらず(割り付けられた治療を受けていなかったとしても),割り付けられたすべての患者を割り付けられた群に沿って解析する手法,ITT集団から適格条件を満たしていなかった症例などを除外したFAS(full analysis set)集団を解析する手法,実際に研究計画書の通りに治療を受けたPPS(per protocol set)集団を解析する手法などが考えられますが,その解析方針は臨床試験を開始する前に決定しておきます.

▶ 各解析の詳細は「プロトコール通りの治療が行われなかった患者さんの扱いは?」(138ページ)を参照.

研究計画書を書いてみよう！
⑮モニタリングと監査

新しい倫理指針では,治験以外の臨床試験においても,「侵襲」(軽微な侵襲を除く)を伴う研究であって,かつ「介入」を行うものを実施する場合は,「モニタリング」や「監査」が求められるようになりました.研究計画書にもモニタリング,監査の方法について簡潔に記載しておく必要があります.ただし,モニタリングや監査の詳細な手順については研究計画書とは別に,モニタリングの手順書,監査の手順書を作成するのが一般的です.日本国内のガイドライン[「JCTN(Japanese Cancer Trial Network)共通ガイドライン」(http://www.ncc.go.jp/jp/about/rinri/cras/index.html)や,厚生労働省研究班および大学病院臨床試験アライアンスによる「臨床試験のモニタリングと監査に関するガイドライン」(https://www.jscpt.jp/press/2015/pdf/150601_all.pdf)など]を参考にして作成してください.

▶ 「モニタリングと監査ってなに?」(140ページ)を参照.

研究計画書を書いてみよう！
⑯研究対象者の人権に対する配慮,⑰費用負担,健康被害の補償

「**研**究対象者の人権に対する配慮」として,個人情報の保護は重要です.患者さんに由来するデータや同意文書を取り扱う際には秘密保護に注意が必要です.多施設共同研究などで資料を施設外に出す際には氏名,イニシャル,生年月日,ID番号などの個人情報は伏せて,個々の研究ごとに作成した研究対象者識別コードなどを

使用します．これらの個人情報保護の方法に加えて，試験結果を公表する際は，研究対象者を特定できる情報を含まないようにすることや，試験の目的以外に試験で得られた研究対象者のデータを使用しないことなどを研究計画書に記載します．研究対象者の検体を施設外に出す場合の匿名化，検体保管，検体廃棄の方法や，情報の閲覧者の範囲についても規定しておきます．

「費用負担」については，試験に参加することによって研究対象者の費用負担が増えるということがないように計画します．臨床試験の中で保険適用外の検査や投薬が行われる場合には，その費用の支出方法（研究費でまかなうなど）について記載します．日本国内で承認されていない薬剤を使用する場合は費用だけでなく入手方法も明らかにします．逆に臨床試験の診療がすべて通常の保険診療の範囲内で行われる場合には，そのように記載します．研究対象者に謝礼が支払われるかどうかについても記しておきます．

研究対象者に健康被害が生じた場合の「補償対策」についても明確にしておかなくてはなりません．

▶「研究責任者に求められる責務は？ー②健康被害に対する補償は必要なの？ー」(153ページ)を参照．

■ 研究計画書を書いてみよう！
⑱倫理に対する配慮，⑲研究の資金源と利益相反

臨床試験の「倫理に対する配慮」として，「人を対象とする医学系研究に関する倫理指針」，ヘルシンキ宣言，施設内の倫理指針を遵守して実施することを記載します．

また，透明性確保のために「研究の資金源」やその他の「利益相反」（研究費，寄附金，講演料受領など）の状況についても**表4**のように明記します．利益相反の開示基準額については，各学会で公開されている基準や，日本医学会の「医学研究のCOIマネージメントに関するガイドライン」(http://jams.med.or.jp/guideline/coi-management.pdf)，一般社団法人 全国医学部長病院長会議の「医系大学・研究機関・病院のCOI（利益相反）マネジーメントガイドライン」(https://www.ajmc.jp/pdf/coi26-2-24.pdf)などが参考になります．

▶ 利益相反の詳細「利益相反ってなに？ どのように管理すればいいの？」(168ページ)を参照．

表4 利益相反の記載例

例1：公的研究費の場合
本試験は，平成28年度，国立研究開発法人 日本医療研究開発機構○○事業（△△研究分野）の研究助成を得て実施する（AMED16XXXXXXXXXXX）．
例2：製薬会社の受託契約の場合
本試験は，○○製薬株式会社の受託契約に基づいて資金提供（および試験薬の提供）を受けて実施する．○○製薬株式会社は，試験薬に関する情報は提供するが，試験の計画，実施，解析，報告に係わることはない．
例3：製薬会社の寄附金，講演料などの利益相反が存在する場合
本試験の研究責任者である○○は□□製薬株式会社から講演料を受領している．また，本試験の参加施設である△△大学は□□製薬株式会社から寄附金を受領している．ただし，これらの講演料や寄附金の受領が，試験の計画，実施，解析，報告に影響を与えることはない．
例4：財団，NPOなどの資金を使用する場合
本試験は□□法人から資金提供を受けて実施する．□□法人は，拠出金の運用収益，個人および企業からの寄附金等により運営されており，その中には○○製薬株式会社からの寄附金が含まれるが，○○製薬株式会社からの寄附金の受領が試験の計画，実施，解析，報告に影響を与えることはない．

■ 研究計画書を書いてみよう！
⑳試料，記録文書などの保存，㉑研究の登録，研究結果の公表

倫理指針では試料，文書などの保管期間についても規定されています．「研究データはいつまで保管すればいいの？」（170ページ）を参考にして，研究計画書に記載してください．

　また，臨床試験は症例登録を開始する前の段階で登録，公開しておく必要があり，その登録先についても研究計画書に記載します．

　さらに，研究結果は今後の診療に役立てられるように学会や論文で発表しなくてはなりません．その発表の方法や発表者などについても定めておきましょう．

▶症例登録の詳細は「臨床試験登録ってなに？」(158ページ)を参照．

研究計画書を書いてみよう！
㉒研究組織，㉓研究計画書の変更，㉔研究対象者および関係者からの相談への対応，㉕参考文献，参考資料

研究を実施する組織についても研究計画書に記載します．研究代表者の氏名，所属，連絡先に加えて，研究事務局，症例登録センター，データセンター，研究参加施設，統計解析担当者，効果安全性評価委員会など，研究に関連する施設や人物について列挙します．

また，研究計画書や説明同意文書に変更を行う際には，改めて倫理委員会の審査，承認が必要になります．変更の手続きの方法（たとえば効果安全性評価委員会に諮問した後に研究代表施設の倫理委員会の審査を受け，さらに参加各施設の倫理委員会の承認を受けるなど）について記載します．

研究対象者やその関係者から研究について相談を受ける際の窓口についても定めておきます．施設に窓口を置く方法や，ホームページなどで相談を受け付ける方法があります．

最後に，参考文献や，試験実施において役立つ参考資料（効果判定の基準など）を掲載します．

E 論文を書いてみよう！

最後に論文の書き方について紹介します．研究が終わった時点で満足してしまう人，学会発表しただけで満足してしまう人がいますが，それではいけません．論文発表は研究者の義務です．患者さんの協力，医療スタッフの協力，研究スタッフの協力，研究費などを費やして実施した研究ですから，その成果が今後の患者さんの役に立つよう，必ず論文として発表し，幅広く情報を共有するようにしましょう．世界中の患者さんに役立つように英文論文にするのが原則です．

もし，研究計画段階で考えていたような結果が得られなかったとしても（いわゆるnegative data），論文にすることは重要です．論文として研究結果を公表しておくと，同じような研究で有意な結果が得られたという他の研究発表が出た場合にも，その信頼性を評価するために役立ちます．また，同じような研究を計画している研究者にとっても研究の実施の是非を考えるうえで重要な情報になります．

初めて論文を執筆するときには大きな壁を感じる人が多いと思います．白紙のWordファイルを前にして立ちつくす人（普通は座ってますが）もいるかもしれません．しかし，慣れてくると機械的な作業だけで論文のかなりの部分は完成しますし，残りの自由度の高い部分（特にDiscussion）は芸術作品を創り上げるような楽しみを感じられるようになります．

私がお勧めする方法は，最初に論文に掲載する図表を決定することです．それによって，全体のストーリー（特にResults, Discussionの流れ）が浮かび上がってきます．その後で，執筆に取りかかるのがよいのではないかと思います．

また，左記のような研究報告のための声明がいくつか発表されています．これらは遵守すべき声明であると同時に，声明に従って書いていくだけで論文が仕上がっていくという便利なガイドラインですので参考にしてください．

▶ 観察研究の報告のためのSTROBE声明（批判的吟味のチェックリストとしても役立つ）
Vandenbroucke JP, von Elm E, Altman DG et al: Strengthening the Reporting of Observational Studies in Epidemiology (STROBE): explanation and elaboration. Epidemiology **18**: 805-835, 2007

▶ 無作為割付比較試験の報告のためのCONSORT声明2010年版（批判的吟味のチェックリストとしても役立つ）
Schulz KF, Altman DG, Moher D; CONSORT Group: CONSORT 2010 statement: updated guidelines for reporting parallel group randomized trials. Ann Intern Med **152**: 726-732, 2010

■ 英語が苦手？

初めて英文論文を書くときには，英語が苦手という人はまず日本語でだいたいの流れを書いてみるのもよいと思います．そこから少しずつ英語に変換していって，指導者の添削を何度も受けながら英文論文を完成させるという流れです．何度も書き直しを命じられて

修正を繰り返して覚えていくというのは昔ながらの英語の覚え方の一つです．できれば，投稿前に英文校正に提出してチェックしてもらうとよいでしょう．通常は1論文あたり2〜4万円ぐらいかと思います．

　もちろん，英文論文を数多く読んで，英文の言い回しを覚えていくということは重要です．文章をそのまま他の論文から持ってくることは剽窃（不正行為）になりますが，英語を母国語とする人の論文の表現方法を真似しながら自分の武器にしていきます．使い回しに不安がある場合は，そのフレーズをそのままPubMedに入れて検索してみてください．そして，英語を母国語とする人の論文の抄録のなかで使われているかどうかを確認します．フレーズをGoogleに入れてみることも時に有用です．

　日本人によくある英文の間違いとしては，話し言葉と同じように文頭にAndやButを使ったり（公式な文章では文頭に使ってはならない），howeverを接続詞として使ったりすることをしばしばみかけます．文Aと文Bを逆説的に結ぶ場合，howeverは接続詞ではないので，「文A, however, 文B.」とはできません．「文A; however, 文B.」や「文A. However, 文B.」なら大丈夫です．

　主語と述語がかみあっていないこともよくあります．長い文章で生じやすい間違いですので，このような場合は修飾語を取り払って，シンプルな構文（SV, SVO, SVC, SVOO, SVOC）だけにして確認するのがよいでしょう．他動詞と自動詞の間違いもよくみられます．また，英文中では全角文字を使用してはいけません．ローマ数字の「Ⅰ」，「Ⅱ」，「Ⅲ」，ギリシャ文字の「α」，「β」，数学記号の「≧」などがしばしば全角文字で書かれていますが，海外のPCでは文字化けしますので，英文半角文字で記載しなければなりません．

　このような細かな点も含めて英文論文を書くために参考になる便利なホームページが数多く見つかります．Googleで「英文論文の書き方」で検索すると個人のサイトを含めていろいろなページが出てきます．表1にいくつか紹介していますが，特に「Enago英文執筆ガイド」は通読する価値があります．

表1　英文論文を書くために参考になるサイト

Enago英文執筆ガイド	http://www.enago.jp/learn/
Medical Translation Serviceホームページ	http://medicaltrans.info/
@tools医学英文論文の書き方	http://www.mcl-corp.jp/software/ronbun.html
大鵬薬品：医学論文を書く方のための究極サイト	http://www.ronbun.jp/interview/index.html

論文を書いてみよう！
①Introduction

Introductionは論文の入り口として研究を行った背景を紹介するとともに，論文の存在意義を知らせるものでもあります．

Introductionのなかにも「起承転結」を構築して，「最後まで読みたい！」という読者の気持ちを引き出しましょう．研究計画書に研究背景を詳細に記載していれば，その内容を参考にすることができます．

「起」は研究の主題である疾患や病態について簡潔に記載しましょう．**表2**の例で示すように，最初に一文でシンプルな紹介をした後に肉付けをしていって一つの段落にする方法がよくとられています．

「承」では読者の関心を研究のテーマに近づけていきます．治療や診断の研究であれば，まずは現状を紹介し，現在の問題点を示します．今，どういうことで困っているのか（unmet needs）を明らかにすることによって，研究の必要性が伝わります．

「転」でこの問題点に対する新たな解決策（研究で評価する解決策）を紹介します．もし，新たな解決策の有用性を評価する研究ではなく，単に現状を把握するための研究であれば，この段落は飛ばしてもかまいません．

「結」でいよいよ研究の目的を簡潔に記載します．リサーチクエスチョンをPICOで表すとともに，研究のデザイン（前方視的か後方視的か，無作為化か非無作為化か）についても記載するとわかりやすくなるでしょう．

表2 「Introduction」の起承転結と，しばしば使用される文章の例

起：研究の主題の疾患や病態の紹介
• … is an immunological disorder that causes a variety of….
承：現在の標準的な診療とその問題点の紹介
• Current standard treatment for… is weekly intravenous administration of… for 3 months, which produces…% response rate in newly diagnosed patients with….   • However, long term outcome is still unsatisfactory with… year survival rate at…%.
転：現在の問題点を解決する対策の紹介
• Recently,… has been investigated to improve the outcome of patients with….
結：研究の目的をPICO，研究デザインを含めて紹介
• Therefore, we conducted this randomized controlled trial to evaluate the efficacy of….

■ 論文を書いてみよう！
②Patients and Methods

Patients and Methodsは，研究を計画する段階で研究計画書（後方視的研究でも必要！）をしっかりと書いていれば，それを簡略化して書き写すだけです．ここではリサーチクエスチョンのPICOをより詳細に記載します．

まずは冒頭にtrial designとして研究のデザインを宣言しておくとよいでしょう（特に前方視的研究の場合）．そして，倫理審査の承認を受けたことや，UMIN臨床試験登録システム（UMIN-CTR）などの臨床研究登録番号も記載します．

Patientsでは研究対象にした患者さんの条件について具体的に記載します．年齢，診断，治療歴，合併疾患の有無など，研究計画書の適格条件，除外条件を（必要に応じて定義を交えて）記述します．項目が多すぎて書き切れない場合は重要なものだけを抜粋することもあります［補足資料（supplementary file）として別の文書に記載することもできます］．この段落の最後にインフォームド・コンセントの取得についても明確にしておきましょう．

次に介入研究の場合は，治療（treatment procedures）や検査の方法について記載します．無作為割付比較試験の場合は割り付けの方法（層別化，ブロック化，盲検化など）についても紹介します．

主要評価項目（primary endpoint）とその定義も明確にしておきましょう．その他の評価項目は副次的評価項目（secondary endpoint）として記述します．

統計解析（statistical considerations）についても検定に用いた統計手法，有意と判断した閾値（有意水準），使用した統計ソフトなどを記述します．プロトコール逸脱例をどのようにして扱ったかや，サブグループ解析を行った場合は，それが計画された解析なのか，後で付加的に行った解析なのかについて明らかにしましょう．前方視的臨床試験の場合は，目標症例数とその設定根拠について統計解析の段落冒頭に紹介します．

▶ プロトコール逸脱例の詳細は「プロトコール通りの治療が行われなかった患者さんの扱いは？」（138ページ）を参照．

表3 「Patients and Methods」でしばしば使用される文章の例

Trial design

- This open label multicenter randomized controlled trial was performed by… Group to compare… and… with a 1:1 allocation.
- Patient entry was started in… and closed in….
- This study was approved by the institutional review boards of all participating centers and was registered in the UMIN Clinical Trial Registry (UMIN XXXXXXXXX).

Patients

- The inclusion criteria were age between… and…, underlying disease of either… or…, and the absence of severe organ dysfunction (for example, SaO2 less than 94 % or ejection fraction less than 55 %).
- All patients provided their written informed consent before being enrolled in this study.

Treatment procedures

- Patients were randomly allocated to either… or… as treatment for…, stratified by patient age and institutions.
- … was intravenously administered at a dose of 3 mg/kg/day by continuous infusion for… days.

Outcome measures

- The primary endpoint was complete response rate at 28 days after starting treatment. Complete response was defined as…

Statistical considerations

- Fisher's exact test was used to compare categorical variables and the Mann-Whitney U-test was used to compare continuous variables. Overall survival was estimated according to the Kaplan-Meier method, and compared among groups with the log-rank test.
- All P-values were two-sided and P-values of 0.05 or less were considered statistically significant.
- All statistical analyses were performed with EZR (version 1.32, Saitama Medical Center, Jichi Medical University).

■ 論文を書いてみよう！
③ Results

Resultsの最初の段落では研究の進捗と被験者について紹介します．次いで，実際に登録された（後方視的研究なら研究対象となった）症例数と，その背景について記述します．患者背景や前方視的臨床試験の流れについては図表で示すとよいでしょう．前方視的臨床試験の場合は，登録されたものの脱落した症例，プロトコール違反となった症例，最終的に解析対象となった症例などについても明らかにします．

次に主要評価項目の結果と，必要に応じて検定結果などを記載します．その後で副次的評価項目の結果について紹介します．ここでも適切に図表を使っていくことによって研究結果がわかりやすくなります．

結果に対する解釈はDiscussionに記載するべきことなので，Resultsでは客観的な事実を羅列するにとどめておきましょう．

▶ 図表については「論文を書いてみよう！─⑤図表の作成─」（189ページ）を参照．

表4 「Results」でしばしば使用される文章の例

Patient characteristics
• A total of… patients were enrolled in the study between… and…. Among these patients, one patient was excluded before randomization because of the presence of….   • Of the… patients randomly assigned to a treatment group,… were assigned to the control group and… to the experimental group.   • The distribution of baseline characteristics of the patients was balanced across treatment groups as shown in Table 1.   • In the… group,… patients (…%) did not complete treatment because of adverse events (… patients), death (… patients), or other reasons (… patients).
Response
• The efficacy analyses included all… patients who underwent randomization.   • The response rate was significantly higher in the… group (…%) as compared with…% in the… group ($P=…$).
Other outcome measures
同様に結果を記載する.
Adverse events
同様に結果を記載する.

■ 論文を書いてみよう！
④ Discussion

Discussionでは，まずは研究の結果を簡潔にまとめましょう．論文によっては，研究背景についてDiscussionの冒頭でも記述されていることがありますが，Introductionと重複するため，書くとしても短くまとめましょう．

　次に研究結果を過去の研究結果と比較します．過去の重要な論文は必ず引用するようにしましょう．今回の研究結果と過去の研究結果を比較して，どのような点が共通していて，どのような点が異なるか，そして異なる点がある場合はその原因としてどのようなことが考えられるかを列挙しましょう．

　その後は自由度の高いスペースになりますが，サブグループ解析の結果，主要評価項目以外の結果，偶然に発見された結果などについても書いてみるとよいと思います．ただし，これらの結果については統計学的に有意な結果であったとしても強調しすぎてはいけません．研究結果が他の母集団に応用できるかどうかについても考察するとよいと思います．新しい治療法であれば，その利点と欠点のバランスも考えてみましょう．

表5 「Discussion」の構成と，しばしば使用される文章の例（通常はDiscussionでは各段落に小項目のタイトルは付けない）

結果のまとめ
• In this randomized controlled trial, we evaluated the efficacy of… for the treatment of…. The response rate was significantly improved by the use of….
過去の研究との比較
• Previously,… et al. reported that…. Our findings support their conclusion that….   • In contrast to previous studies, there were no significant correlations between… and… in this study. This difference may be due to….
研究の短所
• This study has several limitations. First,…   • Second, this study is limited by its retrospective nature and the small sample size with a heterogeneous population.
結論
• In conclusion,… showed similar efficacies and toxicities with… as treatment for….   • A large prospective study is warranted to obtain a definite conclusion on the efficacy and safety of this regimen.

　Discussionの最後の段落は研究全体の結論です．結果をもう一度，1文か2文で短く記述し，それに対する解釈，今後の展望についてまとめましょう．

　そしてこの結論の段落の直前の段落にlimitationの段落を挿入します．この研究の短所を列挙し，それについて一言ずつコメントを加えます．後方視的研究では後方視的研究であるためにバイアスが存在すること，しかし，それを少しでも解決するためにこのような努力をしたということを書きます．サンプルサイズの問題や患者背景の多様性もしばしば記載されます（サンプルサイズが小さいほど，そして多様性が高いほど，結果の信頼性は乏しくなる）．この研究で解決できなかった点は「今後の研究が必要である」とするしかありません．

■ 論文を書いてみよう！
⑤図表の作成

　前述したように，論文執筆を始める前に論文に掲載する図表を決定することをお勧めします．「Table 1」は，通常は患者背景を紹介する表になります．これは第1部でも紹介した無料統計ソフトEZRの「患者背景表作成機能」を利用すればすぐに作成できます．無作為割付比較試験の場合は登録された患者さんのその後の流れ（各群に割り付けられた人数，プロトコール通りの治療が行われた人数，脱落人数

と脱落理由など）が一目でわかるようなフローチャートを「Figure 1」として作成します．その後は研究結果が視覚的に把握しやすいように図表を組み合わせて表現していきます．主要評価項目の結果は文章だけでなく図か表で表すようにしましょう．

　投稿段階では粗い図でも受け付けられることがありますが，最終的に論文として掲載される原稿の図表は，出版に耐えられるような精細な画像であることが求められます．TIFF，BMP，JPEGファイルなどのラスタ画像は，画像の情報をドットごとの色として保有しているので，拡大すると図が粗くなります．これらのファイルを使用する場合は十分な解像度のファイル（600〜1,200dpi；各雑誌で指定されています）を用意しましょう．フリーソフトのGIMPで「ファイル」→「新しい画像」として600〜1,200dpiを指定し，開いたウインドウに画像を貼り付けて，「ファイル」→「名前をつけてエクスポート」でTIFF形式などで出力することができます．PDF，EPS，WMFファイルなどのベクター画像はベクトルとしてデータを保有しているので拡大しても精度が落ちません．PCで作成した図を用いる場合にはベクター画像が有利です．GIMPはベクター画像の入出力にも対応しています．同じくフリーソフトのInkscapeならベクター画像の編集も可能です．

　原稿の順序としては，本文，参考文献の後にTableを並べます．それぞれのTableにはタイトルを付けます．その次に図の説明文（Figure legends）を記載します．そして，その後にFigureを並べます．TableやFigureは本文のファイルとは別個のファイルで用意することを求められる雑誌も多いので，投稿規定（information for authors）をよく確認してください．

■ 論文を書いてみよう！
⑥その他の部分

[a] タイトルページ（Title page）

　タイトルページに記載すべき項目は投稿する雑誌によって異なりますので，各雑誌の投稿規定を確認してください．一般的には論文のタイトル，著者名，所属施設，短縮タイトル（runnnig title），責任著者（corresponding author），責任著者の連絡先などを記述します．本文，抄録の単語数，利益相反，キーワードなどをタイトルページに記載する雑誌もあります．

　共著者の選定は難しい問題ですが，各雑誌に共著者の条件が書かれ

ており，おおよそ共通しています．研究にまったく貢献していない人を共著者に含めてはいけません．Authorship contributions として，各共著者の貢献について記載を求める雑誌も増えています（記載例：「… designed the study and analyzed the data. … participated in the study and gathered the data. … contributed as a data manager. … wrote the first draft of the paper and all other authors contributed to the final version.」）

[b] 抄録（Abstract，Summary）

抄録は通常はタイトルページの次，Introduction の前に配置します．先に抄録を書き上げてから論文を執筆する研究者もいれば，全文を書き上げてから，そこから抜粋するような方法で抄録を書く研究者もいます．これは好みの問題で，どちらでもかまいません．抄録は，Pubmed などのデータベースで検索したときに最初に読まれる文章であり，この内容次第で全文を読んでもらえるかどうかが左右されます．ですので，論文を投稿すると，時折 full article では採用できないが，letter to the editor なら掲載するというような返事が来ることがありますが，letter になると Pubmed で抄録が表示されないので，私は雑誌のランクを下げてでも full atrticle での掲載を優先します．抄録は論文の顔です．研究の重要性や伝えたい内容を端的に記述するように心がけましょう．リサーチクエスチョン，研究デザイン，主要評価項目の結果，およびその解釈の記載は必須です．

[c] 謝辞（Acknowledgement）

本文の最後に acknowledgement を記載します．臨床研究の論文の acknowledgement には，共著者には含まれてない貢献者（研究参加施設，データマネージャーなど）に謝辞を記載することが多いです．

[d] 利益相反（Conflict of interest：COI）

最近は ICMJE（International Committee of Medical Journal Editors）の COI フォーム（http://www.icmje.org/conflicts-of-interest/）の提出を求める雑誌が増えてきました．このフォームに入力すると，最後に COI を公開する文章が自動的に作成されるので，それを論文に使用することもできます．

　COI がない場合は，
「The authors have no conflict of interest directly associated

with the content of this article.」

COIがある場合は，
「…received grants and personal fees from…」
というような文章や
「This study was funded by…」
のような文章を用います．

[e] カバーレター（Cover letter）

電子投稿の時代になってカバーレターの意味合いは薄くなってきているかもしれませんが，自分の研究の重要性について手短に紹介するとよいでしょう．投稿にあたって特殊な事情がある場合（臨床研究ではあまりないですが，他の研究グループと同一テーマで競争状態にあるような場合など）はカバーレターに記載しておくと，何らかの配慮を受けられるかもしれません．また，査読を依頼したい査読者（preferred reviewers），査読してほしくない査読者（non-preferred reviewers）は投稿システムで指定できる場合が多いですが，投稿システムで指定できない場合はカバーレターに記載してもかまいません．

■ 投稿した論文の流れと修正（revise）

投稿した論文は，編集室（editorial office），編集委員会（editorial board）で処理されます．雑誌によって若干違いはありますが，まず，編集長（editor in chief），副編集長（associate editor），編集委員（editorial board members）が論文を読んで，査読者（reviewer）に査読を求めるだけの科学的価値があるかどうかを判断します．科学的価値が低いと判断されると査読に回ることなく不採用（reject）となります．査読のプロセスに回ると，通常は1〜3人程度の査読者による判定がなされます．個々の査読者が論文に対するコメントともに，採用（accept），大幅修

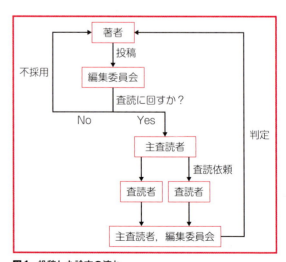

図1　投稿した論文の流れ
修正論文の再投稿の場合は，査読者に回さずに判定されることもある．

正（major revision），小修正（minor revision），不採用（reject）の判定を下し，主査読者（lead reviewer）がそれらの判定を総合的に判断します．

　投稿した論文が一発で採用（accept）されることは滅多にありません．査読者から高い評価を受けたとしても，通常は修正（revise）を求められます．ただし，修正したからといっても確実に採用されるとは限りません．

　論文を修正する際には，必要に応じて解析を追加するとともに，査読者の回答文書には査読者からの一つ一つのコメントに対して丁寧に回答を書きましょう．査読者の心象を損ねないような表現も重要ですし，コメントをすべてはねつけるのではなく，コメントに対応していくらかは本文に修正を加えるほうが採用されやすいでしょう．

〈修正（revise）時のカバーレターの文例〉

Dear Editor,

We are grateful to you and the reviewers for valuable comments and useful suggestions that have helped us to improve this manuscript. As indicated in the responses in the following sheets, we have considered all of these comments and suggestions in the revised version. Changes to the accompanying manuscript are highlighted in yellow.
We hope that these responses are satisfactory and that the revised version of our manuscript is now suitable for publication in……. Once again, thank you very much for your consideration.

Yours sincerely,
……

〈査読者への回答の文例〉

To the reviewer 1:
Comment 1
………………．

Author's reply:
This is a very important comment. As recommended by the reviewer, we added an analysis on ……．
We added a following sentence in the text, page ##, lines ##-##.

"………………………………………．"

Comment 2
………………．

Author's reply:
We appreciate this suggestion. However, due to the lack of sufficient number of patients for such analysis, ……．
We added a following sentence in the text, page ##, lines ##-##.

"………………………………………．"

図2　査読者への回答文書の記載例

論文執筆のためのツール
EndNoteってなに？

論文を執筆する際に参考文献を管理してくれるソフトウェアは便利です．代表的なソフトウェアはEndNoteです．EndNoteのToolsのなかにあるOnLine Search機能でPubMedから参考文献を取り込むことができます．そしてWord上で本文中に参考文献を引用したい部分にカーソルを合わせておいて，EndNoteで引用する文献を選択してツールバーのInsert Citationボタンをクリックすると，Wordの本文中に文献が引用され，本文の最後に参考文献リストが自動的に作成されます．

本文中の文献の記載方法や文末の参考文献リストのフォーマットは雑誌によって異なりますが，EndNoteのEditの中にあるOutput Stylesで投稿する雑誌を選択すれば，その雑誌に合わせた出力が得られます．主要な雑誌のフォーマットは登録されていますが，Style Managerを使用すれば，手作業でフォーマットを設定することもできます．

① すでに目的の論文が決まっているなら，OnLine Search機能で雑誌名（Journal），発表年（Year），ページ（First Page Number）を入力してすぐに検索できる．もちろん，PMID（PubMed Unique Identifier）がわかっていれば一発検索が可能．

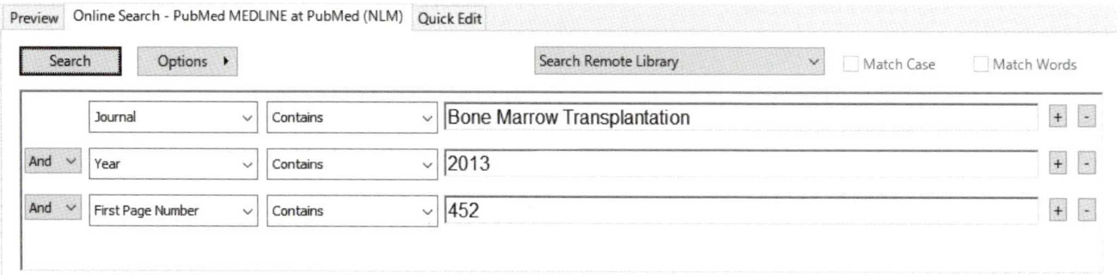

② EndNoteで文献を選択してInsert Citationボタンで本文に挿入する．

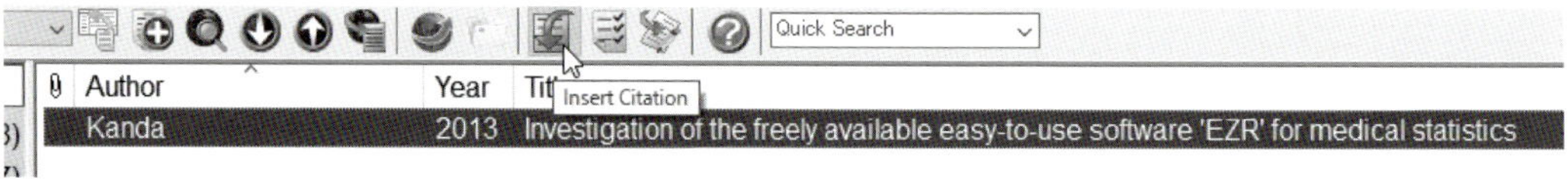

③ あらかじめEndNoteのStyle Managerで投稿する雑誌を文献を選択して有効にしておけば，Word上でその雑誌を指定することで，投稿規定にあったフォーマットに変換される．

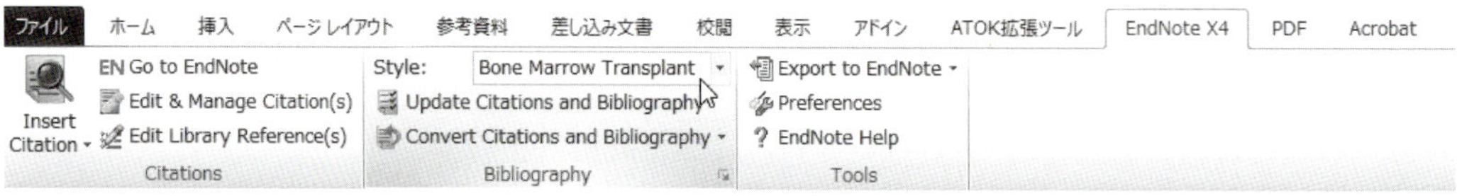

図3　EndNoteへの文献の読み込み（PubMedからの検索画面）

EndNoteは有料の市販ソフトウェアですが，無料ソフトのQRef（http://members3.jcom.home.ne.jp/qref/）も，PubMedから文献を読み込んで論文に貼り付けていき，最終的に参考文献を組み込んだ文章が別ファイルとして作成される，という作業ができます．

臨床試験用語集

1) Altman DG, Schulz KF, Moher D et al: The revised CONSORT statement for reporting randomized trials: explanation and elaboration. Ann Intern Med **134**: 663-694, 2001

巻末資料として，臨床試験に関する用語を2001年のCONSORT声明[1]の用語集から抜粋して五十音順に掲載します．原文をなるべく尊重して記載しているので，臨床研究一般に該当する用語についても臨床試験の用語として記述しています．ただし，「介入」のように日本の倫理指針などで特に注意すべき記載がある場合は修正を加えています．また，ここに記載していない用語については，索引から本文を参照してください．「ICR臨床研究入門」の用語集（http://www.icrweb.jp/mod/glossary/view.php?id=29）など，インターネット上でもさまざまな用語集が公開されています．

ITT解析　intention-to-treat analysis

すべての被験者について，実際に行われた治療にかかわらず，割り付けられた群に属するものとして解析する方法．無作為割り付けによって均等化された各群の患者背景を維持することによってバイアスを防ぐ．

エフェクトサイズ　effect size

群間の比較において，その差を表す指標．相対危険度，オッズ比，寄与危険度，平均値の差などで表現される．

外的妥当性　external validity, generalizability

ある臨床試験の結果が，より幅広い一般の患者にどの程度まで適用できるかの評価．

介入　intervention

研究対象とする治療あるいはその他の診療行為．日本の倫理指針では「介入」は，研究目的で，研究参加者の行動，傷病の予防，検査，投薬，手術などの有無あるいは程度を意図的に変化させる，あるいは変化しないようにすることと定義されている．

仮説　hypothesis

介入の違いによって結果が異なる可能性についての提示．帰無仮説

(null hypothesis)は群間に差がないという仮説であり，統計学的検定でP値を求めることによって仮説の検証が可能となる（P値が小さければ帰無仮説は正しくない，すなわち群間には差があるという結論になる）．

患者登録　enrollment

被験者を臨床試験に組み入れる作業．臨床試験の適格条件，除外条件を参照して試験に参加可能であることを確認してから登録する．無作為割り付けなどの作業は登録が完了してから行う．

検出力　power

計画している被験者の数によって，その臨床試験で群間の差を統計学的な有意差として検出できる確率．臨床試験の計画段階で，十分な検出力が得られるように登録する被験者の数を設定しておく．

交互作用　interaction

ある原因変数の結果への影響が，別の変数によって変化すること．臨床試験の解析では，患者背景によって治療の影響に差が生じないかどうかを評価するために，交互作用の評価を行う（たとえば，年齢や性別にかかわらず同じような効果がみられるかどうかの確認）．

交絡　confounding

比較する群間の背景因子，予後因子，随伴治療などの違いによって，群間比較に歪み（バイアス）が生じる現象．

最小化　minimization

群間の症例数のバランスが適切になるように，次に登録される被験者について，背景因子を考慮しながら群間の症例数の差が小さくなるように割り付ける方法．

サブグループ解析　subgroup analysis

年齢，性別，重症度などで抽出した一部の患者において行う群間比較．症例数が少なくなるので統計学的な検出力が低下すること，複数回の検定を繰り返すことになるので多重比較のリスクが高まることなどの問題がある．

実行バイアス　performance bias

研究の対象としている介入以外の診療の部分で群間の治療，検査などに差が生じてしまうことによって生じるバイアス．盲検化していない臨床試験において生じる可能性がある．

症例数　sample size

臨床試験に登録する被験者の数．統計学的検出力を保つように，すなわち，本当に群間に差があるのであれば，それを高い確率で統計学的有意差として検出できるように事前に設定する．

信頼区間　confidence interval

推定した値の正確さを示す区間で，真の値を高い確率（通常は95％）で含む．信頼区間が狭いほど推定値の正確性が高まる．

制御された無作為化　restricted randomization

各群の被験者の数や患者背景因子のバランスがとれるように制御した無作為化．層別化割り付け（stratification）は各群の患者背景を揃えるため，ブロック割り付け（blocking）は各群の被験者の数を揃えるために行われる．

選択バイアス　selection bias

患者背景を考慮しながら治療が選択されることによって，群間の患者背景因子に差異が生じてしまうバイアス（たとえば重症の患者に治療Aが，軽症の患者に治療Bが選択されるようなバイアス）．「選択バイアス」という用語は臨床試験に参加した被験者が本来の患者母集団を反映していないような場合（一部の限られた患者だけが試験に参加した場合）にも用いられる．

層別化割り付け　stratified randomization

各群の間で年齢，重症度などの重要な患者背景因子のバランスが保たれるように，被験者をいくつかの層に分けて無作為に割り付ける方法．

多重比較　multiple comparison

同一のデータに対して複数回の検定を繰り返すこと．それにより第一種の過誤（αエラー）が増大する．すなわち，単なる偶然にすぎない

結果を有意な結果と判断してしまう危険性が高まる．

単純無作為化　simple randomization

　制御を行わない単純な無作為化［「制御された無作為化（restricted randomization）」も参照］．

中間解析　interim analysis

　最終的な解析の前（通常は患者登録が完了する前）に行う統計解析．多くの場合，試験の中止基準［「中止基準（stopping rule）」を参照］を定めておいて，被験者が不必要な不利益を被ることがないようにすることなどを目的として行う．中間解析の実施時期や頻度は，研究計画書で事前に定めておかなければならない．

中止基準　stopping rule

　試験の継続によって被験者に不必要なリスクを体験させてしまいそうな場合，あるいは群間の差が予想以上に大きくてこれ以上被験者を登録する必要がないような場合に，試験の実施を中止するための統計学的な基準．中間解析［「中間解析（interim analysis）」を参照］の実施基準とともに事前に研究計画書に定めておく．

適格条件　eligibility criteria

　臨床試験に参加するための条件を明確に表した基準．

内的妥当性　internal validity

　臨床試験のデザインや遂行においてバイアスがどの程度まで適切に排除されているかの評価．

バイアス　bias

　結果の評価に系統的な歪みが生じて，正しい評価ができなくなる現象．研究の不適切なデザイン，遂行，解析によって生じる．

非盲検試験　open trial

　割り付けがまったく盲検化されていない臨床試験．

評価項目　end point, outcome measure

　臨床試験の結果を評価するための項目．特に最も関心のある評価項目を主要評価項目（primary endpoint）という．

副作用　side effect

介入によって生じた，意図しない，予期しない，あるいは好ましくない結果［「有害事象(adverse event)」も参照］．

プロトコール逸脱　protocol deviation

研究計画書に記載されている通りの診療が行われないこと．適格条件を満たさない被験者が登録されたり，割り付けられた治療が行われなかったりした場合に逸脱となる．

無作為割り付け　random allocation

定められた確率（通常は1対1）で被験者を無作為に各群に割り付けていく作業．割り付け前にどの群に割り付けられるかが予測できないようにしなければならない．

目的　objectives

臨床試験の実施によって答えを得たい疑問．一つ，あるいは複数の仮説を伴うことが多い．

盲検化　blinding, masking

患者がどの群に割り付けられたかについて，被験者，医師，その他の研究関係者にわからないようにすること．バイアスを予防するために行う．これらの関係者のいずれもが割り付け群がわからないようにする「二重盲検化」が行われることが多い．

有害事象　adverse event

臨床試験のなかで発生した好ましくない出来事．治療介入と関連があるかどうかにかかわらず，すべての好ましくない出来事を含める．

予後因子　prognostic variable

介入を行わない状態において，個々の患者の予後を予測する因子．層別化を行わない無作為割り付けだと，群間に偶然に予後因子のバランスの偏りを生じることがある．重要な予後因子の偏りを防ぐためには層別化割り付け［「層別化割り付け(stratified randomization)」を参照］を行う．

索引

英数

95％信頼区間　35
αエラー　39
βエラー　39
κ係数　63

A

Abstract　191
accuracy　111
Acknowledgement　191
Akaike's information criterion（AIC）　118
AMED（Japan Agency for Medical Research and Development）　149
ANOVA　40
ARO（academic research organization）　148
attributable risk（AR）　45
audit　140

B

Bayesian information criterion（BIC）　118
blinding　76, 137
Bonferroni法　49

C

case report form（CRF）　141
CEBMH（Centre for Evidence-based Mental Health）　29
censor　36
center monitorinig　140
clinical epidemiology　6
clinical expertise　7
clinical question（CQ）　11, 12, 13
ClinicalTrials.gov　101
Cochran Q検定　40
composite endpoint　110
confidence interval（CI）　39
conflict of interest（COI）　168, 191
confounding　74, 122
CONSORT声明　183
continual reassessment method（CRM）　109
Cover letter　192
Cox比例ハザード回帰　41
CRA（clinical research associate）　147
CRC（clinical research coordinator）　147
critical appraisal　29
CRO（contract research organization）　147
crossover design　133

D

Discussion　188
double-blind study　76, 89, 137
Dunnett法　49

E

EDC（electronic data capture）システム　141
editorial board　192
EndNote　194
evidence-based medicine（EBM）　6

F

factorial design　134
false negative（FN）　53
false positive（FP）　53
FAS（full analysis set）解析　90, 138
FINER　99, 100
Fisher正確検定　40, 42
fixed effect model（FEM）　78
forest plot　79
Friedman検定　40

G

GCP（Good Clinical Practice）　146
GLP（Good Laboratory Practice）　146
GMP（Good Manufacturing Practice）　146

H

hard endpoint　111
historical control　66
Holm法　49

I

I^2値　79, 95
ICH（International Conference on Harmonisation of Technical Requirements for Registration of Pharmaceuticals for Human Use）　146
——ガイドライン　147
ICMJE（International Committee of Medical Journal Editors）　191
imputation　83, 143
independently significant　121
individual patient data-based meta-analysis　80
interaction　74
intervening variable　122
Introduction　185
IPTW（inverse probability of treatment weighting）　127
ITT（intention-to-treat）解析　90, 138

J

JAPIC（Japan Pharmaceutical Information Center）　158

JCTN (Japanese Cancer Trial Network) 共通ガイドライン　141, 179
JMACCT (Center for Clinical Trials, Japan Medical Association)　149, 158

K
Kaplan-Meier曲線　36
kappa coefficient　63
Kruskal-Wallis検定　40

L
logrank検定　40

M
Mann-Whitney U検定　40, 41
masking　76, 137
McNemar検定　40
MEDLINE　16
MeSH用語　20
meta-analysis　77
　　——のチェックリスト　94
Minds(Medical Information Network Distribution Service)　8
missing completely at random (MCAR)　143
monitoring　140
multicollinearity　118
multiple imputation　83, 143
multivariate analysis　116

N
NCBI (National Center for Biotechnology Information)　16
NLM (National Library of Medicine)　16
NNT (number needed to treat)　45
null hypothesis　38

P
P値　38
parallel design　133
patient reported outcome (PRO)　111
Patients and Methods　186
Pearsonの相関係数　64
PECO　11, 13
peer review　15
pharmacokinetics (PK)　67
PICO　11, 13
PMID (PubMed ID)　17
post marketing surveillance (PMS)　68
PPS (per protocol set)解析　90, 138
precision　111
primary endpoint　110
PROBE (prospective randomized open blinded-endpoint)法　90, 137
propensity score　126
prospective研究　65, 70
publication bias　78
PubMed　16, 18

Q
QALY (quality-adjusted life year)　31
QRef　195

R
random effect model (REM)　78
randomized controlled trial (RCT)　76, 80, 133
　　——のチェックリスト　90
reference　124
relative risk reduction (RRR)　45
relative risk (RR)　45
Results　187
retrospective研究　70
reviewer　192
revise　192
ROC曲線　58
　　——下面積　58

S
scientific medicine　6
secondary endpoint　110
selection design　67
sensitivity analysis　80
SF-36　111
single-blind　137
site visit　140
SMA (site management associate)　148
SMO (site management organization)　147
source document verification (SDV)　140
Spearmanの順位相関係数　64
standard operating procedure (SOP)　148
STROBE声明　183
Summary　191
supplementary file　186
surrogate endpoint　111
systematic review　77

T
t検定　41
time-to-eventの解析　36
Title page　190
traceablity　143
translational research (TR)　99
true negative (TN)　53
true positive (TP)　53
Tukey-Kramer法　49

U
UMIN臨床試験登録システム (UMIN-CTR)　101, 158
univariate analysis　116
unmet needs　99
UpToDate　23

V
variance inflation factor (VIF)　118

VAS (visual analogue scale) 111

W
Wald検定　124
Welch検定　41
Wilcoxon符号付順位和検定　40, 41

かな

あ
赤池情報量規準　118
アカデミック臨床研究機関　148

い
医学研究のCOIマネージメントに関するガイドライン　180
閾値　60, 123
　　──有効率　109
医系大学・研究機関・病院のCOI（利益相反）マネジーメントガイドライン　180
医師主導治験　65
異質性　79
一次資料　15
一般化Kruskal-Wallis検定　40
一般化Wilcoxon検定　40
医の倫理の国際綱領　150
医薬品開発業務受託機関　147
医薬品副作用被害救済制度　153
因果関係　52
陰性的中率　54
陰性尤度比　54
インフォームド・アセント　165
インフォームド・コンセント　159

う
ウォッシュアウト期間　66, 134
打ち切り　36

え
英文論文　184

お
エビデンス　6, 9
エフェクトサイズ　39, 44, 45, 78, 95

お
オーバーマッチング　125
オッズ　45
オッズ比　45
オプトアウト　160, 161

か
回帰　64, 116
介在因子　122
カイ二乗検定　40
解像度　190
外的妥当性　105
ガイドライン　8
介入　170
　　──研究　65
カバーレター　192
監査　140, 179
観察研究　65, 70
完全情報ゲーム　4
感度　53, 58
　　──分析　80, 95

き
偽陰性　53
記述研究　70
既存対照　66
期待有効率　109
寄附　149
帰無仮説　38
偽薬　137
偽陽性　53
寄与危険度　45
均一性　79, 95

く
偶然誤差　71
区間推定　35
クリニカルクエスチョン　11, 12
グループマッチング　125
クロスオーバー試験　66, 133

け
傾向スコア　84, 126
系統誤差　71
軽微な侵襲　171
ケースコントロール研究　70
　　──のチェックリスト　83
欠損値　143
研究計画書　155, 157
研究・実験の原則　150
研究者　152
研究者主導臨床試験の実施にかかるガイドライン　172
研究責任者　153
　　──の責務　154
研究対象者　152
研究データ保管期間　170
研究費　149
健康被害　153
検索用語　18
検出力　39
検定　40

こ
交互作用　74, 134
公表バイアス　78, 158
後方視的研究　70, 113, 115
交絡　74
　　──因子　74, 122
ゴールド・スタンダード　12, 95
国立生物科学情報センター　16
個人情報　166
個人情報保護法　166
固定効果モデル　78
個別マッチング　125
コホート研究　70, 80
　　──のチェックリスト　82
コンセプトシート　104

さ
再現性　111
最小化法　135
査読　15, 192
サブグループ解析　51, 77
産学連携　169

参照群　124
散布図　40
サンプル　32

し
自己対照試験　66
システマティックレビュー　77
施設訪問　140
実行バイアス　73
市販後調査　68
市販後臨床試験　68
謝辞　191
重回帰　41, 117
従属変数　116
縦断研究　70
重篤有害事象　167
受信者動作特性曲線　58
受託研究　149
出版バイアス　75, 94, 158
ジュネーブ宣言　150
主要評価項目　110, 176
順序変数　33
照合　140
情報バイアス　73
症例減少バイアス　75
症例報告書　141
抄録　191
除外条件　173
真陰性　53
侵襲　171
診断精度　54
診断の研究　95
真度　111
真陽性　53
信頼区間　35, 39

す
図表　189

せ
正規QQプロット　40
生存解析　36
生存期間　34, 36
　　——の中央値　37

説明同意文書　162
説明変数　116
選択バイアス　72
前方視的研究　65, 70
前方視的臨床試験　114

そ
相関　64
　　——関係　52
　　——係数　64
想起バイアス　73
相殺効果　74
相乗効果　74
相対危険度　45
相対危険度減少　45
層別化解析　77
層別化割り付け　135
測定バイアス　73

た
第Ⅰ種の過誤　39
第Ⅱ種の過誤　39
第Ⅰ相試験　67
第Ⅱ相試験　67
第Ⅲ相試験　67
第Ⅳ相試験　67
対応のあるt検定　41
対象患者の設定　105
代諾者　164
タイトルページ　190
代入法　83, 143
多重共線性　118
多重代入法　83, 143
多重比較　49, 50
多変量解析　77, 116
ダミー変数　124
単回帰　40
単変量解析　116
単盲検法　137

ち
逐次試験　66
治験　65
中央値　34

中央モニタリング　140
中間因子　122
中間解析　144
中止基準　176

つ
追跡可能性　143

て
定性検査　53
定度　111
定量検査　58
適格条件　173
テスト前確率　54
点推定　35

と
統計解析　32
動的割り付け　135
同等性試験　68
特異度　53, 58
匿名化　166
独立して有意である　121
独立変数　116

に
二次資料　15
二重盲検法　76, 89, 137
日米EU医薬品規制調和国際会議　146
日本医師会治験促進センター　149, 158
日本医薬情報センター　158
日本医療研究開発機構　149
ニュルンベルグ綱領　150

は
バイアス　71
　　——の制御　76
箱ひげ図　40
ハザード　46
ハザード比　46
橋渡し研究　99
外れ値　143

バックエンド方式　142
バラツキ　71
反復測定分散分析　40

ひ
比較対照試験　66
ヒストグラム　40
人を対象とする医学系研究に関する
　倫理指針　151
批判的吟味　29
評価項目　110
費用負担　180
標本　32
比例ハザード回帰　46, 117
非劣性試験　68
非劣性マージン　68, 69
頻度マッチング　125

ふ
フォレスト・プロット　79
不完全情報ゲーム　4
不均等割り付け　135
副次の評価項目　110, 176
プラセボ　137
ブロック割り付け　136
フロントエンド方式　142
分割表　40
分散拡大要因　118
分散分析　40
分析的観察研究　70

へ
平均値　34
並行群間比較試験　133
米国国立医学図書館　16
ベイズ情報量規準　118
ベクター画像　190
ヘルシンキ宣言　150
編集委員会　192
変数　33

ほ
母集団　32
補償　153
補足資料　186

ま
マッチング　76, 125

む
無作為割り付けの方法　135
無作為割付比較試験　67, 76, 80, 133
　——のチェックリスト　90

め
名義変数　34
メタアナリシス　77
　——のチェックリスト　94

も
盲検化　76, 137
目的変数　116
持ち越し効果　134
モニタリング　140, 179

や
薬物動態　67

ゆ
有意差　44
有意水準　39
優越性試験　68
有害事象　167, 177
　——報告　168
有病率　54

よ
要因試験　134
陽性的中率　54
陽性尤度比　54

抑
抑制因子　74, 118

ら
ラスタ画像　190
ランダム効果モデル　78

り
利益相反　149, 168, 180, 191
　——行為　168
　——状態　169
　——の記載例　181
離散変数　33
リスク比　45
リレーショナルデータベース　142
臨床疫学　6
臨床技能　7
臨床決断　31
臨床研究　65
　——コーディネーター　147
　——のテーマ　100
　——モニター　147
臨床試験　65
　——，症例数の設定　107
　——，データの回収　141
　——登録　158
臨床試験施設支援機関　147
臨床試験事務処理担当者　148
臨床試験のモニタリングと監査に関
　するガイドライン　141, 179
倫理指針　150

れ
連結可能匿名化　166
連結不可能匿名化　166
連続的再評価法　109
連続変数　33

ろ
ロジカルチェック　142
ロジスティック回帰　46, 117

著者略歴

神田 善伸（かんだ よしのぶ）

平成3年	東京大学医学部医学科卒業
平成3年	東京大学医学部附属病院内科研修医
平成4年	JR東京総合病院内科研修医
平成6年	都立駒込病院血液内科医員
平成9年	東京大学大学院医学系研究科卒業
平成9年	東京大学医学部附属病院無菌治療部医員
平成10年	国立国際医療センター血液内科医員
平成12年	国立がんセンター中央病院幹細胞移植療法室医員
平成13年	東京大学医学部附属病院無菌治療部助手
平成17年	東京大学医学部附属病院血液・腫瘍内科講師
平成19年	自治医科大学総合医学第一講座・同附属さいたま医療センター血液科教授
平成26年	自治医科大学内科学講座血液部門・同附属病院血液科教授（兼任）
平成26年	自治医科大学臨床研究支援センター長

ゼロから始めて一冊でわかる！
みんなのEBMと臨床研究

2016年10月25日　第1刷発行
2021年2月1日　第3刷発行

著　者　神田 善伸
発行者　小立健太
発行所　株式会社 南江堂
〒113-8410 東京都文京区本郷三丁目42番6号
☎（出版）03-3811-7236　（営業）03-3811-7239
ホームページ　http://www.nankodo.co.jp/
印刷・製本　公和図書
装丁　花村 広

A Beginner's Guide to EBM and Clinical Research
© Nankodo Co., Ltd., 2016

定価は表紙に表示してあります．
落丁・乱丁の場合はお取り替えいたします．

Printed and Bound in Japan
ISBN978-4-524-25548-1

本書の無断複写を禁じます．
JCOPY　〈出版者著作権管理機構 委託出版物〉
本書の無断複写は，著作権法上での例外を除き，禁じられています．複写される場合は，そのつど事前に，出版者著作権管理機構（TEL 03-5244-5088，FAX 03-5244-5089，e-mail: info@jcopy.or.jp）の許諾を得てください．

本書をスキャン，デジタルデータ化するなどの複製を無許諾で行う行為は，著作権法上での限られた例外（「私的使用のための複製」など）を除き禁じられています．大学，病院，企業などにおいて，内部的に業務上使用する目的で上記の行為を行うことは私的使用には該当せず違法です．また私的使用のためであっても，代行業者等の第三者に依頼して上記の行為を行うことは違法です．

〈関連図書のご案内〉　　　＊詳細は弊社ホームページをご覧下さい《www.nankodo.co.jp》

初心者でもすぐにできる フリー統計ソフトEZR(Easy R)で誰でも簡単統計解析
神田善伸 著　　　　　　　　　　　　　　　　　　　B5判・214頁　定価4,180円（本体3,800円＋税10％）　2014.11.

コンサルテーション・スキル Ver.2 「選択肢」から「必然」のチーム医療へ
岩田健太郎 著　　　　　　　　　　　　　　　　　　四六判・528頁　定価3,520円（本体3,200円＋税10％）　2020.7.

PICOから始める医学文献検索のすすめ
小島原典子・河合富士美 編　　　　　　　　　　　　A5判・152頁　定価3,300円（本体3,000円＋税10％）　2019.2.

2週間でマスターする エビデンスの読み方・使い方のキホン すぐにできるEBM実践法
能登 洋 著　　　　　　　　　　　　　　　　　　　A5判・96頁　定価1,760円（本体1,600円＋税10％）　2013.9.

ステップアップEBM実践ワークブック 10級から始めて師範代をめざす
名郷直樹 著　　　　　　　　　　　　　　　　　　　A5判・396頁　定価4,180円（本体3,800円＋税10％）　2009.8.

リアルワールドデータの真っ赤な真実 宝の山か、ごみの山か
山下武志 著　　　　　　　　　　　　　　　　　　　A5判・140頁　定価2,970円（本体2,700円＋税10％）　2017.7.

恋する医療統計学 研修医 凡太郎、統計の勉強をゼロから始めて学会発表までいきま〜す！
中川義久 著　　　　　　　　　　　　　　　　　　　A5判・190頁　定価2,970円（本体2,700円＋税10％）　2015.4.

あなたのプレゼン 誰も聞いてませんよ！ シンプルに伝える魔法のテクニック
渡部欣忍 著　　　　　　　　　　　　　　　　　　　A5判・226頁　定価3,300円（本体3,000円＋税10％）　2014.4.

続・あなたのプレゼン 誰も聞いてませんよ！ とことんシンプルに作り込むスライドテクニック
渡部欣忍 著　　　　　　　　　　　　　　　　　　　A5判・184頁　定価3,080円（本体2,800円＋税10％）　2017.10.

新 英語抄録・口頭発表・論文作成 虎の巻 忙しい若手ドクターのために
上松正朗 著　　　　　　　　　　　　　　　　　　　A5判・186頁　定価2,750円（本体2,500円＋税10％）　2017.3.

百戦錬磨のインターベンション医が教える 国際学会発表・英語論文作成 成功の秘訣
村松俊哉 編　　　　　　　　　　　　　　　　　　　A5判・236頁　定価3,190円（本体2,900円＋税10％）　2015.7.

薬剤師のための医学論文の読み方・使い方
名郷直樹・青島周一 著　　　　　　　　　　　　　　B5判・204頁　定価4,180円（本体3,800円＋税10％）　2017.7.

ただいま留学準備中 医師が知るべき留学へのコンパス
田中 栄 監修／大谷隼一 著　　　　　　　　　　　　A5判・110頁　定価2,420円（本体2,200円＋税10％）　2016.4.

血液疾患最新の治療2020-2022
中尾眞二・松村 到・神田善伸 編　　　　　　　　　　B5判・390頁　定価10,120円（本体9,200円＋税10％）　2019.10.

むかしの頭で診ていませんか？ 血液診療をスッキリまとめました
神田善伸 編　　　　　　　　　　　　　　　　　　　A5判・210頁　定価4,180円（本体3,800円＋税10％）　2017.10.

血液内科ゴールデンハンドブック（改訂第2版）
小澤敬也・坂田洋一・神田善伸 編　　　　　　　　　新書判・530頁　定価5,060円（本体4,600円＋税10％）　2016.10.

総合診療力を磨く「40」の症候・症例カンファレンス 臨床推論の達人を目指せ！
百村伸一 監修／加計正文・神田善伸・小山信一郎 編　A5判・280頁　定価4,180円（本体3,800円＋税10％）　2014.4.

造血幹細胞移植診療実践マニュアル データと経験を凝集した医療スタッフのための道標
神田善伸 著　　　　　　　　　　　　　　　　　　　A5判・338頁　定価5,280円（本体4,800円＋税10％）　2015.3.

内科2020年4月増大号(Vol.125 No.4) **特集：検査値を読む2020**
　　　　　　　　　　　　　　　　　　　　　　　　B5判・450頁　定価8,800円（本体8,000円＋税10％）　2020.4.

定価は消費税率の変更によって変動いたします。消費税は別途加算されます。